FORMULAIRE

DES

SPÉCIALITÉS PHARMACEUTIQUES

a

BOCQUILLON-LIMOUSIN (H.). — **Formulaire des Médicaments nouveaux pour 1907**. Introduction par le Dr HUCHARD, médecin des hôpitaux. 1907, 1 vol. in-18 de 324 pages, cartonné........................ 3 fr.

— **Formulaire de l'Antisepsie**, de la désinfection et de la stérilisation. 3e *édition*, 1905, 1 vol. in-18 de 340 p., avec 23 fig., cart............................... 3 fr.

— **Manuel des Plantes médicinales, coloniales et exotiques**. Introduction par M. Em. PERROT, professeur à l'Ecole supérieure de pharmacie de Paris. 1905, 1 vol. in-18 de 314 pages, cartonné.................... 3 fr.

— **Formulaire des Alcaloïdes et des Glucosides**. Préface par le professeur HAYEM. 2e *édition*, 1899, 1 vol. in-18 de 312 pages, cartonné...................... 3 fr.

BREUIL. — **L'Art de Formuler. Indications, Mode d'emploi, Posologie des médicaments usuels.** 1903, 1 vol. in-18 de 344 pages, papier indien extra-mince, format portefeuille, cartonné.................... 4 fr.

Le même, papier ordinaire, cartonné............. 4 fr.

CARTAZ (A.). — **Mémento pharmaceutique**, Médicaments usuels, analyses bactériologiques et chimiques, empoisonnements, renseignements pratiques, par A. CARTAZ, docteur en pharmacie. 1905, 1 vol. in-18 de 288 p., cartonné.. 3 fr.

DANIEL (C.). — **Mémorial thérapeutique**. 1903, 1 vol. in-12, format portefeuille, de 240 pages sur papier riz indien, couverture papier toile.................. 2 fr. 50

Le même, relié maroquin souple............. 3 fr. 50

GAUTIER (M.) et RENAULT. — **Nouveau Formulaire des Spécialités pharmaceutiques**, composition, indications thérapeutiques, mode d'emploi, dosage. 1903, 1 vol. in-18 de 372 pages, cartonné............... 3 fr.

HERZEN (V.). — **Guide-formulaire de Thérapeutique générale et spéciale**. 4e *édition*, 1907, 1 vol. in-18 de 836 pages, papier mince, reliure souple........ 9 fr.

MANQUAT. — **Traité élémentaire de Thérapeutique** de Matière Médicale et de Pharmacologie, par le Dr MANQUAT, professeur agrégé à l'Ecole de médecine militaire du Val-de-Grâce. 5e *édition*, 1903, 2 vol. in-8, ensemble 2104 pages....................................... 24 fr.

MARTIN (O.). — **Nouveau Formulaire magistral** de thérapeutique clinique et de pharmacologie. 2e *édition*, 1907, 1 vol. in-18 de 892 p., cartonné, papier mince. 9 fr.

VAQUEZ. — **Précis de Thérapeutique**. 1907, 1 vol. petit in-8 de 500 pages, cartonné .... 10 fr.

FORMULAIRE

DES

SPÉCIALITÉS PHARMACEUTIQUES

POUR 1907

PAR

Le Dr V. GARDETTE

Médecin consultant à Châtel-Guyon.

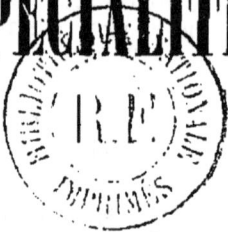

PRÉFACE

PAR

Le Dr A. MANQUAT

Médecin consultant à Nice.

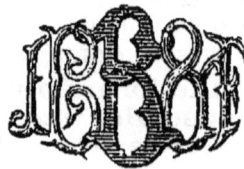

PARIS

LIBRAIRIE J.-B. BAILLIÈRE ET FILS

19, RUE HAUTEFEUILLE, 19

1907

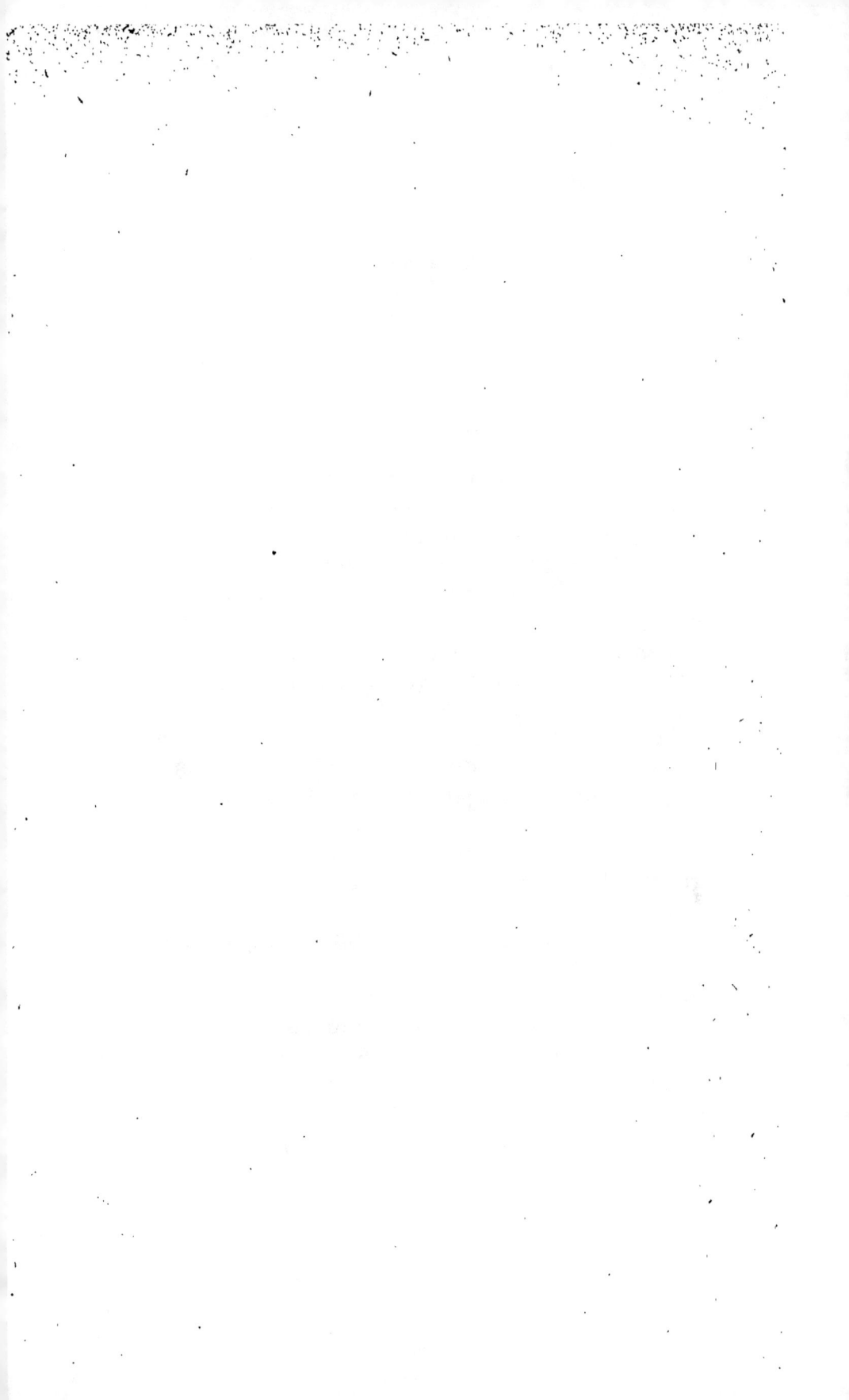

PRÉFACE

—

Mon cher confrère,

Vous me demandez une préface pour votre *Formulaire des spécialités pharmaceutiques*. Peut-être n'était-elle point nécessaire : vous vous êtes donné la tâche *d'être utile*, sans aucune prétention puisque votre travail est simplement une nomenclature méthodique, et avec un *absolu désintéressement*, ce que je tiens à spécifier ; cette tâche, il suffira de feuilleter le volume pour se convaincre que vous l'avez heureusement remplie.

Mais le fait même d'un tel travail suscite aussitôt une multitude de réflexions de la plus haute importance : la spécialité met en cause à la fois la pharmacie et les pharmaciens, et c'est là une grosse question qui mériterait d'être traitée longuement et avec toute l'audacieuse sincérité qu'il faudrait, mais qui ne saurait l'être sans des développements et des explications incompatibles avec l'étendue et le caractère de votre volume. Je ne puis qu'effleurer le sujet.

Tout d'abord il y aurait lieu de faire une distinction entre les spécialités : quelques-unes très utiles ou même difficiles à remplacer ; beaucoup qui dénotent une ignorance inexcusable des besoins de la thérapeutique ; la plupart banales et partant inutiles.

a.

S'il y a si peu de spécialités utiles, dira-t-on, à quoi tient leur succès croissant? à des causes multiples telles que l'opportunité, la facilité des prescriptions, la délicatesse et la nouveauté des produits, la difficulté aussi, semble-t-il, pour le pharmacien de faire honneur à ses affaires : accablé de frais, astreint à des études élevées et coûteuses , amoindri par la concurrence, menacé encore nouvellement par l'*impôt sur les malades*, il cherche à augmenter ses recettes comme il peut, ce qui le pousse à créer des produits qui s'adressent plus directement au public qu'aux médecins.

De ces diverses causes de l'extension des spécialités, je ne dirai rien de plus, car il faudrait, pour les développer, faire une étude complète des difficultés au milieu desquelles se meuvent les pharmaciens et les fabricants de produits pharmaceutiques en France, difficultés de nature à décourager les meilleures volontés si l'on tarde à y porter remède, pour le dire en passant. Je ne veux m'étendre que sur l'une des causes du succès de certaines spécialités; c'est la plus délicate et la plus difficile à exposer si l'on tient à observer toute la déférence à laquelle a droit la corporation des pharmaciens. Si je l'aborde, malgré ma sympathie personnelle pour une profession sans laquelle aucune thérapeutique complète n'est possible, c'est qu'elle est peut-être la seule que les pharmaciens puissent faire disparaître.

Il serait puéril de nier que le médecin et le pharmacien, qui devraient être des collaborateurs permanents et amicalement liés dans la pratique de l'art de guérir, ne soient trop souvent en état d'antagonisme plus ou moins latent. Beaucoup le regrettent, car nous connaissons tous de nom-

breux pharmaciens, savants autant que cons-
ciencieux, qui deviennent nos amis en même
temps que d'indispensables auxiliaires, coopérant
au même but que nous de soulager et de guérir.
Pour ceux-là on n'aura jamais trop d'estime, tant
le rôle des pharmaciens, quoique tout de modestie,
est important, et tant leurs services sont précieux.

Mais pourquoi, à côté de cette élite, en trouve-
t-on d'autres, à la vérité des exceptions, qui sont
les pires ennemis de leur corporation. Tel critique les ordonnances du médecin, les modifie ou
les complète ; celui-ci détache le client d'un médecin au profit d'un autre ; celui-là pratique aussi
inconsciemment que maladroitement l'exercice
illégal de la médecine, non sans de graves dom-
mages pour les naïfs ; il en est quelques-uns dont
les produits, à tort ou à raison, sont soupçonnés
de n'être pas de première marque ; enfin, consta-
tation pénible, on acquiert parfois la conviction
qu'un médicament, manquant à la pharmacie, on
en a délivré un autre similaire. Tous ces griefs
convergent, par suite d'un esprit de généralisation
trop humain pour faire défaut, vers le même résultat de rendre trop souvent la pharmacie suspecte
aux médecins et par contre-coup au public. De là
le succès de certaines spécialités, supposées, également à tort ou à raison, irréprochables.

Pour ces divers motifs le nombre des spécialités
est devenu tel que les pharmacies en sont encom-
brées et qu'aucune mémoire ne peut se vanter de
les posséder toutes.

Votre formulaire vient à point pour aider médecins et pharmaciens à se reconnaître au milieu
de cette cohue. Mais en même temps il témoigne
d'une extension tellement colossale de ce genre

de produits que, si le mouvement continue, on peut prévoir que la *spécialité tuera la pharmacie*. On peut prévoir aussi que bientôt surgiront des spécialités de qualité inférieure, en sorte que les médecins et le public se trouveront de plus en plus embarrassés, n'osant plus compter ni sur la pharmacie ni sur les spécialités.

Je souhaite que la nomenclature que vous publiez ouvre enfin les yeux aux pharmaciens et leur montre les dangers que court leur profession. Que ceux qui ont le souci de leur dignité autant que de leurs intérêts s'unissent pour s'opposer au succès' envahissant des spécialités. Bien que le mal soit déjà profondément enraciné, ils y arriveront quand même s'ils s'attachent à s'imposer aux médecins et au public par trois moyens : 1º la *correction professionnelle* la plus étroite en toutes circonstances; 2º la preuve facile à fournir qu'on ne trouvera chez eux que des produits pharmaceutiques de *première marque*, à l'exclusion de toute autre, les produits inférieurs ne pouvant rationnellement exister ; 3º la certitude que toutes les préparations seront exécutées suivant les règles du progrès moderne, en particulier *suivant les règles de l'asepsie* la plus minutieuse (stérilisation des pots, flacons, spatules, ustensiles, torchons, solutions, eau, etc.), ce qui comporte une éducation absolument nouvelle des préparateurs.

Si votre travail avait cette conséquence inattendue de porter atteinte à l'extension des spécialités et de redonner du courage aux bons pharmaciens, vous auriez rendu un service plus général que celui *d'être utile* à vos confrères ; la médecine et la pharmacie en bénéficieraient chacune de leur côté.

Avant de terminer ces quelques réflexions que me suggère votre formulaire, je dois prévenir vos lecteurs que vous avez reproduit fidèlement et sans commentaires les doses indiquées par les fabricants de spécialités, mais que vous ne pouvez nullement en prendre la responsabilité, car la moindre critique démontrerait que, dans beaucoup de cas, ces doses sont sensiblement supérieures aux doses utiles.

A. MANQUAT.

AVANT-PROPOS DE L'AUTEUR

En écrivant ce formulaire mon but a été d'essayer d'être utile à mes confrères en leur donnant sur les spécialités pharmaceutiques les plus usuelles les renseignements nécessaires pour leur permettre de les prescrire quand ils le désireront.

Nous avons en effet tous constaté que les prospectus qui nous signalent l'apparition d'une spécialité nouvelle ou nous rappellent une spécialité déjà ancienne sont bien souvent inutiles parce qu'ils ne nous donnent pas d'indications sur les composants et les doses de cette spécialité, et omettent même très souvent de nous dire sous quelle forme elle est présentée (granulé, sirop, solution ou pilule). Les brochures explicatives dont nous sommes inondés sont trop longues, trop diffuses, on ne les lit pas. Et puis au moment de prescrire une spécialité, si la mémoire fait défaut, le prospectus n'est pas juste à temps voulu sous la main pour la rafraîchir.

Il m'a semblé, dans ces conditions, qu'un nouveau formulaire des spécialités pharmaceutiques répondait actuellement à un véritable besoin. Ceux qui existent sont déjà de date un peu ancienne, et les spécialités, pendant ces dernières années surtout se sont multipliées avec une diversité un peu extravagante.

Je n'ai pas la prétention, actuellement irréalisable, d'avoir été complet. D'ailleurs par trois fois j'ai envoyé une lettre circulaire à quatre cents pharmaciens environ, pour leur demander les indications qui me manquaient sur leurs spécialités. Un tiers au plus m'a honoré d'une réponse. A regret j'ai dû omettre pour cette cause un certain nombre de spécialités sur lesquelles je n'avais pas de données suffisantes.

J'insiste, ainsi que le fait d'ailleurs déjà remarquer M. Manquat, dans l'introduction qu'il a bien voulu écrire pour mon Formulaire, sur ce point, que les indications des composants et doses sont celles qui m'ont été fournies par les fabricants; mais que je n'ai pu soumettre ces indications à aucun contrôle et que je décline formellement toute responsabilité à ce sujet.

Ce formulaire est divisé en quatre parties.

Dans la *première partie*, les spécialités sont indiquées par ordre alphabétique. C'est dans cette première partie qu'on devra en chercher la composition et la dose.

La *seconde partie* est la nomenclature des spécialités par leurs composants, ou leurs propriétés thérapeutiques. Lorsqu'une spécialité est à base d'un médicament unique, ou bien lorsqu'un médicament y entre à titre absolument prépondérant, elle est classée sous la rubrique de ce médicament. Le bromure Laroze figure sous la rubrique « bromure »; le charbon naphtolé Fraudin figure sous la rubrique « charbon ». Lorsque plusieurs médicaments entrent en valeur à peu près égale dans sa composition la spécialité se retrouve sous la rubrique de chacun de ces médicaments. Le chloral bromuré Dubois, par exemple, se retrouve à chacune des deux rubriques : « chloral » et « bromure ». Enfin les médicaments composés ont été classés d'après leurs propriétés thérapeutiques. Exemple : Eupeptiques, Laxatifs.

La *troisième partie* donne par ordre alphabétique le nom de chaque fabricant avec son adresse et l'indication de toutes les spécialités qui lui appartiennent.

La *quatrième partie* reprend les spécialités dans leur ordre alphabétique et donne l'indication de leur fabricant dans une parenthèse qui figure après le titre de la spécialité, si le nom du fabricant n'est pas compris dans le libellé de ce titre.

Il m'a semblé que cette façon de comprendre le plan était la plus commode et la plus complète pour les différents genres de renseignements qui sont demandés à un formulaire de cette nature.

Qu'on me permette cette remarque, que les tables ont été complétées au dernier moment, et que les spécialités ajoutées au supplément figurent à leur place dans chacune de ces tables.

J'accomplis un devoir de reconnaissance en exprimant ma gratitude à M. Manquat pour les conseils qu'il a bien voulu me donner et pour la bienveillance qu'il m'a témoignée en m'écrivant une lettre-préface bien trop élogieuse. L'autorité de son nom m'est un sûr garant d'un accueil favorable auprès de mes lecteurs.

M. Allègre, pharmacien droguiste à Nice, m'a grandement facilité la tâche en permettant à ma curiosité d'explorer de fond en comble ses vastes entrepôts. Je lui devais bien un merci ; je le lui dis de grand cœur.

FORMULAIRE

DES

SPÉCIALITÉS PHARMACEUTIQUES

USUELLES

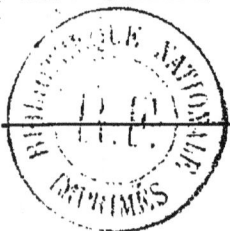

PREMIÈRE PARTIE

NOMENCLATURE DES SPÉCIALITÉS PHARMACEUTIQUES

A

ACIDO-BASINO-FORMOSA

COMPOSITION : *Comprimés* à base des divers ferments solubles de la pomme, desséchés dans le vide et mélangés à une certaine proportion d'acide malique.

INDICATIONS : S'emploient contre la dyspepsie, l'anorexie, arrêtent les vomissements et la toux gastrique des tuberculeux.

DOSE : ad libitum.

ACONIT ÉCALLE

1° **Alcoolature d'aconit Ecalle.**

COMPOSITION : Titrée à 0,50 centig. d'aconitine par 1.000 grammes d'alcoolature. Dix gouttes du flacon spécial renferment un dixième de milligramme d'aconitine cristallisée.

DOSE : De 20 à 50 gouttes.

2° Solution d'aconitine cristallisée Ecalle.

COMPOSITION : Solution titrée au millième ; cinquante gouttes ou 1 gramme renferment un milligramme d'aconitine cristallisée.

DOSE : De 10 à 25 gouttes.

3° Granules d'aconitine cristallisée Ecalle.

COMPOSITION : Dosés au dixième de milligramme.

DOSE : De 2 à 5 par jour.

4° Ampoules propulsives d'aconitine cristallisée Ecalle.

COMPOSITION : Ampoules directement injectables d'une contenance totale de un centimètre cube, renfermant exactement un dixième de milligramme d'aconitine.

DOSE : 1 à 4 en 24 heures, en injections sous-cutanées.

ADRÉNALINE CLIN

1° Solution au millième.

Elle permet de préparer, au moyen d'une dilution dans du sérum physiologique, les solutions à divers titres.

Exemple : X gouttes de la solution et X gouttes de sérum salé donnent un centimètre cube d'une solution à 1/2.000.

2° Collyre.

COMPOSITION : A un pour cinq mille.

MODE D'EMPLOI : On peut l'employer pur ou additionné de cocaïne, de pilocarpine, d'ésérine, etc.

3° Suppositoires.

COMPOSITION : Dosés à un demi-milligramme par suppositoire. — Chaque suppositoire correspond à

X gouttes de la solution au millième; on peut en prescrire de 1 à 3 par jour.

4° **Tubes stérilisés** (pour injections).

a) *Adrénaline seule.* — Chaque tube contient un demi-milligramme d'adrénaline par centimètre cube.

b) *Adrénaline et cocaïne.* — Chaque tube de un centimètre cube renferme :

Adrénaline.............. 1/4 de milligramme.
Cocaïne................ 5 milligrammes.

5° **Granules.**

COMPOSITION : Dosés au quart de milligramme de chlorhydrate d'adrénaline. — Un granule correspond à cinq gouttes de la solution au millième.

AIROL ROCHE

COMPOSITION : Poudre gris verdâtre, inodore, succédané de l'iodoforme. Chimiquement, c'est de l'oxiodogalate de bismuth.

MODE D'EMPLOI : S'emploie comme l'iodoforme, dont il ne possède pas les inconvénients, en poudre sur les plaies, ou en pommades.

ALBUMINATE DE FER LAPRADE

1° **Liqueur de Laprade à l'albuminate de fer.**
DOSE : Une cuillerée à bouche à chaque repas.
2° **Pilules de Laprade à l'albuminate de fer.**
DOSE : 2 à 3 à chaque repas.

ALEUROSE BADEL

COMPOSITION : Farine alimentaire à base de céréales torréfiées et diastasées, facilement assimilables.

MODE D'EMPLOI : Délayer deux ou trois cuillerées à

café dans un peu de lait, ou simplement dans un peu d'eau, et faire bouillir quelques minutes.

ALEXINE

Composition : Granulé à base phosphorique.

Dose : 1 à 2 fois par repas, le contenu de la mesure attenante au bouchon dans un peu d'eau.

ALGARINE NYRDAHL

Composition : Granulé à base de combinaison iodée extraite des différentes algues maritimes servant à la fabrication de l'iode.

Indications : Mêmes usages que les préparations iodées et l'huile de foie de morue.

Dose : Chaque cuillerée à café renferme 0,01 centigramme d'iode combiné; 1 ou 2 cuillerées à café à chaque repas, croquées ou dissoutes dans un peu d'eau.

ALIMENT MELLIN

Composition : Farine alimentaire à base de froment et orge diastasés, où tout l'amidon est transformé en sucre soluble ou maltose.

Mode d'emploi : Une cuillerée à bouche cuite pendant 5 minutes dans un peu d'eau ou de lait.

AMPOULES BOISSY

1º **Ampoules à l'iodure d'éthyle.**

Indications : Pour lutter contre l'oppression et l'asthme.

2º **Ampoules au nitrite d'amyle.**

Indications : Contre l'angine de poitrine.

Casser les deux extrémités d'une ampoule et en verser le contenu sur un mouchoir de poche, aspirer fortement. Chaque ampoule contient la quantité nécessaire pour une inhalation.

AMPOULES DU Dr BOUSQUET

1o Ampoules à la dionine de Merck.

Dosées à 0,02 centigr. par ampoule de 1 centimètre cube. Pour injections sous-cutanées.

2o Ampoules à la fibrolysine Merck.

COMPOSITION : La fibrolysine est une combinaison de thiosinamine et de salicylate de soude, qui est un dissolvant des tissus cicatriciels et des exsudats inflammatoires. Les ampoules de fibrolysine sont dosées à 0,20 cent.

INDICATIONS : Elles s'emploient en injections dans le traitement des cicatrices vicieuses, brûlures, chéloïdes, tumeurs fibreuses, résidus inflammatoires des séreuses.

DOSE : Chaque ampoule contient deux centimètres cubes. Injecter 1, 2 ou 3 ampoules, suivant le caractère de la lésion.

AMPOULES CARRION

Ampoules de solutions stérilisées, à base de tous les médicaments injectables.

AMPOULES CHEVRETIN-LEMATTE

Ampoules de solutions stérilisées, à base de tous les médicaments injectables.

AMPOULES FRAISSE

Ampoules de solutions stérilisées, à base de tous les médicaments injectables.

AMPOULES MONAL

Ampoules de solutions stérilisées, à base de tous les médicaments injectables.

AMPOULES PAILLARD ET DUCATTE

1o Ampoules stérilisées.

A base de tous les médicaments injectables et sérums artificiels.

2º **Ampoules de nitrite d'amyle, d'iodure d'éthyle et de pyridine.**

3º **Ampoules à base de tous antiseptiques et désinfectants.**

4º **Ampoules pour les produits anesthétiques.**

ANALGÉSINE EFFERVESCENTE VICARIO

COMPOSITION : Granulé contenant un gramme d'analgésine par cuillerée à soupe.

DOSE : Deux cuillerées par jour comme dose moyenne.

ANESTHÉSIQUES ADRIAN

1º **Chloroforme Adrian** en ampoules de 30 et de 60 grammes, fermées à la lampe.

2º **Bromure d'éthyle Adrian** en ampoules de 30 grammes, fermées à la lampe.

3º **Ether anesthésique Adrian** en flacons. — Ether rectifié à 66 degrés.

ANESTHÉSIQUES DU Dʳ BENGUÉ

1º **Chloréthyle Bengué.**

COMPOSITION : Chlorure d'éthyle pur.

2º **Anestile Bengué.**

Mélange de chlorure d'éthyle et de chlorure de méthyle.

3º **Chlorure de méthyle pur de Bengué.**

4º **Chlorure d'éthyle cocaïné.**

5º **Chlorure d'éthyle mentholé.**

INDICATIONS : Tous les produits précédents sont à usage d'anesthésie locale.

6º **Narcotile du Dʳ Bengué.**

INDICATIONS : Pour anesthésie générale par le chlorure d'éthyle.

ANIODOL

COMPOSITION : L'aniodol est un antiseptique sans cuivre ni mercure; c'est une combinaison synthétique dans une 'glycérine spéciale de triméthanol et d'un dérivé de la série allylique.

1º **Solution commerciale.**

Au centième.

DOSE : S'emploie à la dose de une cuillerée dans un litre d'eau pour usage courant.

2º **Poudre d'aniodol.**

De coloration blanc rosé, remplace l'iodoforme.

3º **Savon à l'aniodol** à 2 0/0.

4º **Ouate et gaze à l'aniodol.**

5º **Dentifrice à l'aniodol** (élixir, poudre, pâte).

ANTALGOL DALLOZ

COMPOSITION : Granulé à base de quinosalicylate de pyramidon.

INDICATIONS : S'emploie contre les manifestations arthritiques et rhumatismales, douleurs, migraines, névralgies.

DOSE : Dans les *états aigus*, une cuillerée à café toutes les trois heures, dans un peu d'eau.

Dans les *états chroniques*, 2 cuillerées à café deux ou trois fois par jour, avant les repas.

ANTÉINE

COMPOSITION : Préparation à base de formiates alcalins se présentant sous les deux formes suivantes :

1º **Cachets.**

DOSE : Dosés à 0,20 centigrammes de formiate, — 3 à 5 cachets par jour.

2º **Granulé.**

DOSE : dosé à 0,25 centigrammes de formiate de soude par cuillerée à café.— 3 à 5 cuillerées à café par jour.

ANTIASTHMATIQUES BARRAL

COMPOSITION : A base de sel de nitre, extraits de belladone, digitale, stramonium, chanvre indien, phellandrie et lobélie enflée.

Deux préparations différentes :

1° **Papier antiasthmatique Barral.**

MODE D'EMPLOI : Faire brûler le papier sur la grille argentée contenue dans la boîte et aspirer l'air ainsi mélangé, mais éviter l'aspiration trop immédiate de la fumée.

2° **Cigares antiasthmatiques Barral.**

Les cigares brûlent seuls, il suffit d'en aspirer la fumée.

ANTICALCULOSE

COMPOSITION : Ne contient point de colchique ; à base des plantes diurétiques et lithontriptiques suivantes : Pariétaria, fraxinus, guaïcum, ononis spinosa, lithospermum, taraxacum et scilla maritima.

INDICATIONS : Médication contre les coliques hépatiques et néphrétiques, la goutte et le rhumatisme chronique.

Se présente sous deux formes :

1° **Elixir d'anticalculose.**

2° **Granulé.**

DOSE : Sous ces deux formes, il se prend à la dose de une cuillerée à bouche 3 fois par jour, le matin, à midi et le soir, 1/4 d'heure avant les repas, soit dans un verre d'eau de Vichy, soit dans une tasse d'eau tiède.

ANTIGASTRALGIQUE WINCKLER

Deux formes :

1° **Elixir antigastralgique Winckler.**

COMPOSITION : Il contient par cuillerée à bouche :

Cocaïne	0,01 centigr.
Narcéine	0,01 —
Pepsine	0,10 —

Dose : 1 ou 2 cuillerées à bouche avant les repas ou au début des crises.

2° **Pilules.**

Composition : Chaque pilule a la même composition que la cuillerée à bouche d'élixir.

Dose : On en prend 1 ou 2 avant les repas ou au début des crises.

ANTIGRIPPINE

Composition : Cachets ne contenant ni quinine, ni antipyrine, à base de acéto-phényl-salétidine et gelsémine.

Indications : Comme antithermique, lutte contre la fièvre ; comme analgésique, fait cesser la céphalée et les douleurs des membres ; comme bactéricide, lutte contre la pullulation microbienne. Elle lutte donc contre tous les symptômes principaux de la grippe.

Dose : Un cachet à distance des repas dans un grog chaud ; renouveler au besoin deux heures après.

ANTIKAMNIA

Composition : Tablettes analgésiques, antipyrétiques, hypnotiques, constituant un succédané de la morphine, dont elles n'ont pas les inconvénients.

Indications et doses : S'emploient contre la migraine, les névralgies et contre toute douleur, à la dose de 2 à 8 dans les 24 heures.

ANTIPYRINE EFFERVESCENTE LE PERDRIEL

Composition : Granulé produisant au moment de la dissolution un dégagement d'acide carbonique qui évite les crampes d'estomac et les nausées consécutives à l'ingestion de l'antipyrine.

1.

DOSE : Le bouchon-mesure de granulé représente 0,50 centigrammes d'antipyrine pure. — A prendre de préférence dans de l'eau sucrée.

ANTIPYRINE DE FÉDIT

COMPOSITION : Comprimés effervescents d'antipyrine.

DOSE : Chaque comprimé est dosé à 0,50 centigrammes d'antipyrine.

ANTISEPTONE

COMPOSITION : Désinfectant contenant par flacon de 500 grammes :

Acide phénique...............	30	grammes.
Acide salicylique..............	2	—
Acide tartrique................	3	—
Glycérine.................	30	—
Eau camphrée.......... Q. S. p.f.	500	—

MODE D'EMPLOI : Deux cuillerées à soupe par litre d'eau bouillie pour les usages chirurgicaux et les injections vaginales.

S'emploie pur pour stériliser les crachats des tuberculeux.

APIO-GRAVÉOL BESSON

COMPOSITION : Liquide contenant tous les principes actifs de l'apium graveolens.

INDICATIONS ET DOSES : S'emploie contre la dysurie, la goutte, les rhumatismes, les coliques hépatiques et néphrétiques, à la dose de 3 à 4 cuillerées à soupe par jour entre les repas, dans une tisane de chiendent ou de reine des prés non sucrée.

APIOLINE CHAPOTEAUT

COMPOSITION : Capsules contenant chacune 0,20 centigrammes d'apioline.

DOSE : 2 à 3 par jour aux repas, avant le moment présumé des règles.

APIOL DE JORET ET HOMOLLE

COMPOSITION : Capsules contenant chacune 0,20 centigrammes d'apiol.

DOSE : 1 ou 2 capsules matin et soir, soit 2 à 4 par jour, avant le moment présumé des règles.

ARCHÉSINE TROUETTE-PERRET

COMPOSITION : Préparation à base des phosphates naturels des céréales, présentée sous deux formes :

1º **Cachets.**

COMPOSITION : Ils contiennent chacun 0,50 centigrammes de phosphates naturels.

DOSE : On en prend 2 à 3 par jour, aux repas.

2º **Granulé.**

COMPOSITION : Dosé à 0,50 centigrammes de phosphates par cuillerée à café.

DOSE : Se prend à la dose de 2 à 3 cuillerées à café par jour aux repas.

ARGENT NYRDAHL

COMPOSITION : Pommade à base d'argent colloïdal dosée à 15 pour 100, présentée en tubes d'étain d'une contenance de 15 grammes.

ARRHÉNAL ADRIAN

COMPOSITION : Médication à base de méthylarsinate de soude, présentée sous les diverses formes suivantes :

1º **Ampoules stérilisées.**

Pour injections hypodermiques. Elles sont dosées à 0,05 centigrammes par centimètre cube.

DOSE : Injecter une ou deux ampoules de un centimètre cube par jour.

2º **Comprimés.**

COMPOSITION : Dosés à 0,025 milligrammes.

Dose : On en prend 1 à 3 par jour.

3° Granules.

Composition : Dosés à 0,01 centigramme.

Dose : 2 à 6 par jour.

4° Granules.

Composition : Dosés à 0,02 centigrammes.

Dose : 1 à 3 par jour.

5° Solution.

Composition : Chaque goutte contient 0,02 milligrammes de méthylarsinate.

Dose : Elle se prend à la dose de 10 à 30 gouttes en deux fois, au moment des repas.

ARRHÉOL

Composition : Capsules à base du principe actif de l'essence de santal, n'occasionnant pas les douleurs de rein que produit généralement l'essence de santal.

Dose : De 10 à 12 capsules par jour en trois fois aux repas, le matin, à midi et le soir.

ARSENIC ORGANIQUE GLASSER

Composition : Préparations de cacodylate de soude, présentées sous les différentes formes suivantes :

1° Ampoules.

Pour injections hypodermiques. Elles sont dosées pour un centimètre cube à 0,05 centigrammes d'acide cacodylique.

Dose : Injecter tous les jours une demi-seringue ou une seringue de Pravaz.

2° Granules.

Composition : Ils contiennent 0,01 centigramme d'acide cacodylique.

Dose : En prendre 2 à 5 par jour, aux repas.

3° Liqueur.

Composition : Dosée à 0,002 milligrammes par goutte.

Dose : On en prend 10 à 20 gouttes aux repas, dans la boisson habituelle, sans dépasser 25 gouttes dans les 24 heures.

Même dose pour employer cette liqueur en lavements. Donner un lavement de petit volume pour qu'il soit conservé.

ARSYCODILE

Composition : Médicament à base de cacodylate de soude pur, se présentant sous les formes suivantes :

1º **Ampoules.**

Pour injections sous-cutanées. Elles sont dosées à 0,05 centigrammes de cacodylate par ampoule de un centimètre cube.

Dose : Faire les injections à la dose de une par jour, par séries de huit, séparées par huit jours de repos.

2º **Suppositoires.**

Composition : Dosés à 0,05 centigrammes.

Dose : Mettre un suppositoire tous les jours. Avoir bien soin au préalable de vider l'intestin par un lavement évacuant.

ARSYNAL LEGRAND

Composition : Médicament à base de méthylarsinate disodique, se présentant sous trois formes :

1º **Ampoules.**

Pour injections hypodermiques. Elles sont dosées à 0,05 centigrammes d'arsynal par centimètre cube.

Dose : Faire une injection tous les jours avec repos de durée égale à la série d'injections.

2º **Gouttes.**

Composition : Solution dosée à 0,01 centigramme par cinq gouttes.

Dose : 25 gouttes par jour dans un peu d'eau, au moment des repas.

3° Granules.

Composition : Dosés à 0,01 centigramme.

Dose : Prendre cinq granules par jour, au moment des repas.

ARSYNEURONE BOURGUIGNON

1° Granulé.

Composition : Une cuillerée à café contient:

Méthylarsinate disodique......... 0,01 centigr.
Glycérophosphate de chaux...... 0,20   —

Dose : On en prend 2 à 5 par jour aux repas, avec un peu d'eau.

2° Pilules.

Composition : Chaque pilule contient :

Méthylarsinate disodique....... 0,01 centigr.
Glycérophosphate de chaux..... 0,20   —

Dose : 2 à 5 pilules par jour aux repas.

ASEPTOL VIEL

Composition : Liquide violet en flacons gradués par cuillerée à café et par cuillerée à bouche; à base d'aldéhyde éthylmentholique en solution à 1/200. Aussi antiseptique que le formol, mais il ne possède pas d'odeur désagréable.

Dose et mode d'emploi : Une cuillerée à café pour un litre d'eau, pour lavages des plaies et soins obstétricaux. Une cuillerée à bouche pour les instruments et le lavage des plaies septiques.

ASPIRINE GRANULÉE VICARIO

Composition : Granulé non effervescent, dosé à 0,50 centigrammes par cuillerée à café.

Dose : De 2 à 3 cuillerées à café par jour ; la dose maxima est de 1 cuillerée à café toutes les deux heures.

Eviter de prendre en même temps des alcalins.

ASTHMACONES KÜGLER

Composition : Cônes inflammables à base de mélange intime de tous les produits ayant donné de bons résultats dans le traitement de la crise d'asthme.

Mode d'emploi : Allumer le cône et en aspirer la fumée.

AVANAZOL

Composition : Pommade en tubes d'étain à base d'avasine (Phospho-albuminate d'adrénaline). Dosée au 1/10e.

Mode d'emploi : Mettre gros comme un pois de cette pommade dans chacune des deux narines plusieurs fois par jour.

Indications : Contre le coryza.

AVASINE COUTURIEUX

Composition : Solution de phospho-albuminate d'adrénaline au millième.

Mode d'emploi : *A l'intérieur*, de 10 à 30 gouttes par jour.

A l'extérieur, verser sur des tampons, ou s'en servir en badigeonnages.

B

BAINS DERMIS

Composition : Chaque flacon contient la quantité nécessaire pour prendre à domicile un bain chloro-bromuré sodique.

BAINS DE SIERCK

COMPOSITION : Extrait de l'eau de Sierck en Lorraine, en flacons contenant la quantité nécessaire pour un bain à domicile.

INDICATIONS : Ces bains s'emploient contre le lymphatisme, la scrofule et la neurasthénie.

BAUME ANALGÉSIQUE BENGUÉ

COMPOSITION : A base de menthol, de salicylate de méthyle et de lanoline.

INDICATIONS : S'emploie contre les douleurs rhumatismales, névralgiques et goutteuses. Ce baume n'altère pas la peau.

MODE D'EMPLOI : Presser le tube, étendre au moyen de frictions douces, recouvrir d'une couche de coton et même de taffetas gommé.

BAUME DURET

COMPOSITION : Baume dont le véhicule est l'acétone, et les principes actifs le goudron, l'huile de cade, la résorcine, le soufre, le camphre, le menthol, le gaïacol et le borax.

INDICATIONS ET MODE D'EMPLOI : Très employé dans toutes les dermatoses. Frotter ou enduire au moyen d'un tampon de coton ou avec la main une ou plusieurs fois par jour, puis recouvrir de bandes de toile fine et de préférence avec la bande Duret à la cérésine.

BAUME MÉRAN

COMPOSITION : Baume en tubes d'étain à base d'ulmarène (succédané du salicylate de méthyle), de menthol, de gaïacol et de lanoline.

DOSE : Matin et soir faire une onction ou une friction, recouvrir avec du coton hydrophile et du taffetas gommé.

BAUME VICTOR

COMPOSITION : Baume à base de camphre et d'ammoniaque.

INDICATIONS : Douleurs rhumatismales musculaires.

MODE D'EMPLOI : Frictions énergiques deux ou trois fois par jour.

BENZIDIA

COMPOSITION :

Acide carbonique................	1	gramme.
Benzoate de soude...............	2	—
Salicylate de soude.............	5	—

MODE D'EMPLOI : Antiseptique, lavages des plaies, pansements.

BENZOATE DE LITHINE TRÉHYOU

1° **Benzoate de lithine du benjoin.**

a) *Pilules,* dosées à 0,20 centigrammes de benzoate de lithine.

DOSE : De 2 à 6 par jour, au moment des repas.

b) *Sirop*, dosé à 0,40 centigrammes par cuillerée à bouche.

DOSE : 1 à 3 cuillerées à soupe par jour, au moment des repas, de préférence à la fin.

2° **Benzoate de lithine ferrugineux.**

INDICATIONS : S'emploie dans les manifestations arthritiques avec symptômes d'anémie.

a) *Pilules.*

COMPOSITION : Chaque pilule contient :

Fer assimilable...............	0,02	centigr.
Benzoate de lithine..........	0,20	—

DOSE : De 2 à 6 pilules par jour au moment des repas.

b) *Sirop.*

COMPOSITION : Chaque cuillerée à soupe contient :

Fer assimilable	0,04	centigr.
Benzoate de lithine	0,40	—

DOSE : Une à trois cuillerées à soupe par jour, au moment des repas.

BENZOATE DE NAPHTOL FRAUDIN

COMPOSITION: Granulé dosé à 0,50 centigrammes de benzoate de naphtol par cuillerée à café.

DOSE : De trois à six cuillerées à café par jour, en deux fois, avant ou après les repas.

BENZOIODHYDRINE BRUEL

COMPOSITION : Capsules contenant chacune :

Benzoiodhydrine	0,05	centigrammes.
Acide benzoïque	0,02	—
Chlore	0,05	—

Les cinq centigrammes de benzoiodhydrine contenus dans chaque capsule correspondent à 0,02 centigrammes d'iode.

Cette médication iodée ne produit pas les accidents habituels de l'iodisme.

DOSE : *Adultes*. — De 2 à 20 capsules par jour, au moment des repas.

Enfants. — De 1 à 6 capsules.

BENZONAPHTOL BERTHIAT

COMPOSITION : Granulé dosé à 0,50 centigrammes de benzonaphtol par cuillerée à café.

DOSE: *Adultes*. — 2 à 8 cuillerées à café par jour, au moment des repas.

Enfants. — De 1 à 4 cuillerées à café par jour.

BÉTUL-OL

COMPOSITION : Liniment à base de salicylate de méthyle naturel (Essence de betula lenta),de menthol et de chloral.

INDICATIONS : S'emploie contre les douleurs arti-culaires, les névralgies, le lumbago, le rhumatisme musculaire.

DOSE: Chaque centimètre cube renferme la quantité de salicylate de méthyle correspondant à 1 gramme de salicylate de soude.

MODE D'EMPLOI: En imprégner un morceau de flanelle que l'on étend sur la partie malade et qu'on recouvre de taffetas gommé.

BIOLACTYL FOURNIER

COMPOSITION : Liquide contenant des cultures pures de bacille de Massol (bacille actif de la maya bul-gare) et d'un bacille lactique de la flore orientale, associés et élevés en symbiose.

DOSE : Un demi-flacon dans un demi-verre d'eau sucrée, avant chacun des deux principaux repas.

BIOPHORINE

COMPOSITION : Granulé contenant par 10 grammes:

Extrait de noix de Kola	0,40	centigrammes.
Glycérophosphate de chaux	0,50	—
Extrait de quinquina	0,10	—
Cacao vanillé	0,40	—
Sucre	Q. S.	

DOSE : De 3 à 6 cuillerées à café par jour au mo-ment des repas. On croque ou bien on délaye dans de l'eau ou du vin.

BIOPILULES BORDET

COMPOSITION : Pilules contenant chacune :

Quassine cristallisée	0,001	milligramme.
Protoxalate de fer	0,050	—
Sulfate de strychnine	0,001	—
Extrait de rhubarbe	0.050	—

Dose : 3 pilules par jour. De préférence le soir au moment du coucher.

BIOSINE LE PERDRIEL

Composition : Granulé effervescent contenant 0,30 centigrammes de glycérophosphate double de chaux et de fer par mesure adjacente au bouchon du flacon, ou cuillerée à café.

Dose : De 2 à 4 mesures et plus si c'est nécessaire, au moment des repas, dans de l'eau pure ou sucrée.

BISCOLS FRAUDIN

Composition : Biscuits sans farine, au charbon de peuplier et au peroxyde de magnésium, produisant un dégagement d'oxygène à l'état naissant.

Dose : A prendre aux repas aux doses de 1 à 4 pour les *enfants* et de 2 à 6 pour les *adultes*.

BISCOTTE DE LÉGUMINE DIASTASÉE DU Dr VŒBT

Composition : Petit biscuit mince et jaune, de goût agréable, à base de légumine, extraite de graines végétales et renfermant 17 à 18 0/0 de matières azotées (proportion identique à celle de la viande de bœuf) ; contient également de la lactose dont l'effet est diurétique ; de la dextrine soluble (érythrodextrine) ; du phosphore organique 3,30 0/0 ; des glycérophosphates alcalins 3,20 0/0, et des diastases.

Indications : Dans les gastralgies et les dyspepsies.

Dose : De 6 à 10 biscottes par jour remplaçant le pain de l'alimentation.

BOLDOINE ÉPARVIER

Composition : Granulé contenant la totalité des principes actifs du boldo. Chaque cuillerée à café représente 4 grammes de feuilles de boldo frais, pris en infusion.

Dose : De 1 à 4 cuillerées à café par jour, à la fin des repas, dans un peu de boisson habituelle.

BOLDO VERNE

Préparation à base de boldo, se présentant sous deux formes :

1° **Gouttes concentrées.**

Dose : On prend de 30 à 100 gouttes en deux doses, à chaque repas et par doses progressivement croissantes, de 4 jours en 4 jours.

2° **Elixir de Boldo-Verne.**

Dose : Deux cuillerées à café à la fin de chacun des deux repas, de midi et du soir, soit 4 cuillerées à café par jour.

BOLS ANTIDIABÉTIQUES GUIBERT

Composition : A base de bromure, d'arsenic, de strychnine et de quassine.

Mode d'emploi : S'emploient contre le diabète.

Dose : 3 à 6 bols par jour en deux fois, au milieu des repas. Ne jamais les prendre dans l'intervalle des repas.

BONBONS VERMIFUGES ROYER

Composition : Bonbons fondants contenant chacun :

Santonine	0,02 centigr.
Calomel	0,01 —

Dose : De 1 à 10 suivant l'âge ; de préférence le matin à jeun.

BORICINE MEISSONNIER

COMPOSITION : Sel résultant de la combinaison de l'a-
cide borique et du biborate de soude; plus soluble et
plus antiseptique que l'acide borique ; de réaction
neutre.

DOSE : La cuillerée à soupe contient 25 grammes
de boricine. On emploie de 1 à 5 cuillerées à soupe
de poudre par litre d'eau, suivant l'usage à faire de
la solution.

On peut également employer la boricine en poudre
sur les plaies, comme l'iodoforme.

BORO-BORAX VIGIER

COMPOSITION : Préparation à base d'acide borique et
de borax.

INDICATIONS : S'emploie comme antiseptique, désinfectant et cicatrisant.

DOSE : De 2 à 3 cuillerées à bouche par litre d'eau
bouillie.

BROMÉINE MONTAGU

COMPOSITION : Préparation à base de bibromure de
codéine.

INDICATIONS : Employée contre l'insomnie, la toux
nerveuse, les névralgies.

Présentée sous différentes formes :

1º Sirop de broméine Montagu.

COMPOSITION : Dosé à 0,03 centigrammes de bibro-
mure de codéine par 20 grammes, c'est-à-dire par
cuillerée à bouche.

DOSE : 1 à 3 cuillerées à soupe par jour, loin des
repas.

2º Pilules de broméine Montagu.

COMPOSITION : Dosées à 0,01 centigramme de bibro-
mure de codéine par pilule.

Dose : 4 à 8 pilules par jour.

3° Ampoules de broméine Montagu.

Composition : Dosées à 0,01 centigramme de bibro-mure de codéine par ampoule de 1 centimètre cube.

Constituent un succédané des injections de mor-phine, dont elles ne présentent pas les inconvénients.

BROMIDIA DE BATTLE

Composition : Liquide contenant par cuillerée à café :

Bromure de potassium......	1	gramme.
Chloral pur.................	1	—
Extrait de chanvre indien....	0,01	centigr.
Extrait de jusquiame.	0,01	—

Dose : 1/2 ou 1 cuillerée à café toutes les heures, jusqu'à obtention du sommeil, dans un demi-verre d'eau pure ou sucrée.

BROMO-CAFÉINE BOURGUIGNON

Composition : Granulé contenant par cuillerée à café :

Caféine....................	0,10	centigr.
Bromure de sodium........	0,25	—

Indications : S'emploie contre le surmenage, la migraine, l'adynamie, les cardiopathies.

Dose : De 2 à 4 cuillerées à café par jour, loin des repas.

BROMOCARBOL

Composition : Préparation liquide à base d'antisep-tiques (acide thymique, acide borique et acide phé-nique) et d'analgésiques (tribromure, analgésine et chloral).

INDICATIONS : S'emploie comme antiseptique en gynécologie, en chirurgie générale et dans le prurit anal et vaginal.

DOSE ET MODE D'EMPLOI : De 20 à 40 grammes par litre d'eau bouillie.

BROMOCARPINE

.COMPOSITION : Sirop glycériné renfermant par cuillerée à soupe.

    Bromure de potassium........   0,50 centigr.
    Chlorhydrate de pilocarpine..   3/4 de milligr.

DOSE : De 1 à 3 cuillerées à soupe contre l'épilepsie, l'hystérie et la chorée.

BROMOFORMINE BAUD

COMPOSITION : Sirop contenant par cuillerée à soupe :

    Bromoforme...................   III gouttes
    Alcoolature d'aconit...........   III —
    Teinture de belladone..........   II —
    Acide phénique neigeux........   0,01 centigr.
    Codéine......................   0,01 —

DOSE : De 5 à 6 cuillerées à soupe par jour, loin des repas.

BROMOVALÉRAMINE LACAZE

COMPOSITION : Liquide contenant par cuillerée à café :

    Valérianate d'ammoniaque.....   0,15 centigr.
    Bromure de strontium........   0,25 —
    Extrait de valériane..........   0,10 —

DOSE : De 1 à 2 cuillerées à café dans un peu d'eau, loin des repas.

BROMURE DE CAMPHRE CLIN

Deux préparations :

1° Capsules.

COMPOSITION : Enrobées au gluten et renfermant chacune 0,20 centigrammes de bromure de camphre.

DOSE : De 2 à 5 capsules par jour.

2° Dragées.

COMPOSITION : Dosées à 0,10 centigrammes de bromure de camphre.

DOSE : 4 à 10 dragées par jour.

BROMURE LAROZE

Plusieurs sirops à base de bromure, avec du sirop d'écorces d'oranges amères comme excipient.

1° Sirop au bromure de potassium.

2° Sirop au bromure de sodium.

3° Sirop au bromure de strontium.

COMPOSITION : Chacun de ces sirops est dosé à 1 gramme de bromure par cuillerée à soupe.

4° Sirop polybromuré.

COMPOSITION : A base des 3 bromures.

DOSE : Dosé à 3 grammes de polybromure par cuillerée à bouche.

BROMURE MURE

Plusieurs sirops à base de bromure et d'écorces d'oranges amères.

1° Sirop Henry Mure au bromure de potassium.

2° Sirop Henry Mure au bromure de sodium.

3° Sirop Henry Mure au bromure de strontium.

4° Sirop Henry Mure polybromuré.

COMPOSITION : Chacun de ces sirops contient 2 grammes de sel par cuillerée à soupe.

BROMURE SOUFFRON

Bromure de potassium chimiquement pur, ne produisant pas d'accidents de bromisme.

Deux préparations :

1° **Solution.**

Dosée à 2 grammes de bromure de potassium pour 15 grammes.

2° **Sirop.**

Dosé à 2 grammes de bromure pour 20 grammes.

La solution et le sirop contiennent donc également 2 grammes de bromure de potassium par cuillerée à bouche.

BULLES MANYA

1° **Bulles Manya créosotées.**

COMPOSITION : Chaque bulle contient :

Créosote de hêtre	0,15	centigr.
Phosphate de chaux	0,075	milligr.
Hélénine	0,01	centigr.

DOSE : 4 à 8 par jour, au milieu des repas.

2° **Bulles Manya ferrugineuses.**

COMPOSITION : Chaque bulle contient :

Protoiodure de fer	0,05	centigr.
Quassine amorphe	0,01	—

Une bulle correspond à une 1/2 cuillerée à bouche du sirop d'iodure de fer du codex.

C

CACHETS ANTIDOLOR ROGER

COMPOSITION : Cachets dosés à 0,50 centigrammes d'apolysine. L'apolysine est une combinaison d'acide citrique et de phénétidine, qui a beaucoup d'analogie avec le citrophène.

INDICATIONS : S'emploient contre les manifestations

douloureuses, spécialement névralgiques, et contre
la migraine.

Dose : Un cachet toutes les 3 heures.

CACHETS DU Dr BOUSQUET

Composition : Cachets dosés à 0,50 centigrammes
de véronal de Merck. Le véronal est chimiquement
du diéthylmalonylurée.

Indications : C'est un antispasmodique et un hypnotique.

Dose : De 1 à 4 cachets par jour, loin des repas.

CACHETS CURATIFS PUY

Composition : Cachets dosés à 0,25 centigrammes
d'hypophosphite de gaïacol.

Indications et dose : Contre les affections chroniques des bronches, on prend en moyenne 4 de ces
cachets par jour.

CACHETS DU Dr FAIVRE

Composition : Cachets à base d'oxyquinothéine.

Indications : Contre les migraines, les douleurs
rhumatismales.

Dose : De 2 à 4 par jour.

CACHETS LIMOUSIN

Composition : Chaque cachet contient 0,25 centigrammes de poudre de cascara sagrada.

Dose : 1 à 2 le soir, en se couchant.

CACODYLATE DE SOUDE CLIN

1° Gouttes.

Pour donner le cacodylate par la bouche ou en lavements, liquide dosé de façon à ce que cinq gouttes

représentent un centigramme de cacodylate de soude.

1° Dose : *Par la bouche :* On prend de 5 à 15 gouttes par jour, en deux doses au moment des repas, dans un peu d'eau, pendant huit jours. S'arrêter 8 jours, reprendre ensuite.

2° *Pour les lavements :* Mélanger cinq gouttes à une cuillerée à bouche d'eau tiède, injecter avec une poire de caoutchouc ; renouveler le lavement matin et soir.

2° Globules.

Enrobés au gluten et dosés à 0,01 centigramme de cacodylate de soude.

Dose : La dose moyenne est de 1 à 3 par jour à prendre aux repas.

3° Tubes stérilisés.

D'une contenance de 1 centimètre cube, ils sont dosés à 5 centigrammes par centimètre cube.

Dose : Une injection tous les jours pendant une semaine, repos d'une semaine, reprendre ensuite.

Chaque boîte contient 14 ampoules et est garnie d'une lime pour briser la pointe de l'ampoule, ainsi que d'un petit support où l'on peut poser l'ampoule pendant qu'on charge la seringue.

CACODYLATE VIGIER

1° Cacodylate de gaïacol.

1° *Ampoules gaïacocacodyliques Vigier,* pour injections hypodermiques, dosées à 0,05 centigrammes de gaïacocacodyl par centimètre cube.

2° *Perléines de gaïacocacodyl Vigier.* Chaque perléine contient 0,025 milligrammes de gaïacocacodyl.

Dose : 2 à 4 perléines au moment des repas.

2° Cacodylate de soude Vigier.

En ampoules pour injections sous-cutanées, dosées à 0,05 centigrammes par centimètre cube.

CACODYLE GONNON

1º Ampoules hypodermiques.

Dosées à 0,02 centigrammes de cacodylate de soude.
Il existe également des ampoules dosées à 3, 4, 5 et
10 centigrammes.

2º Ampoules rectales.

Pour instillations dans le rectum ; dosées à 2 centigrammes par ampoule de 5 centimètres cubes.

3º Gouttes.

COMPOSITION : Liquide dosé à 0,01 centigramme de
cacodylate de soude par cinq gouttes.

DOSE : 20 à 40 gouttes par jour.

4º Granules.

COMPOSITION : Granules roses, dosés à 0,02 centigrammes de cacodylate de soude par granule.

DOSE : On en prend 2 à 4 par jour.

5º Sirop.

De couleur rouge, à goût de sirop de groseilles.

COMPOSITION : Chaque cuillerée à bouche de sirop
contient :

Cacodylate de soude...........	0,02 centigr.
Iode métalloïdique (combiné aux roses rouges)................	0,02 —
Phosphate monocalcique cristallisé......................	0,25 —

DOSE : 2 à 4 cuillerées à soupe par jour, 2 heures
après les repas, ou mieux encore matin et soir.

6º Vin.

COMPOSITION : Chaque cuillerée à bouche renferme :

Cacodylate de soude...........	0,02 centigr.
Glycérophosphate de chaux.....	0,20 —

2.

Dose : De 2 à 4 cuillerées à soupe par jour, 2 heures après les repas, ou mieux encore matin et soir.

CACODYLE GONNON FERRUGINEUX

1º Ampoules.

Pour injections hypodermiques.

Elles sont dosées à 0,02 et à 0,05 centigrammes de cacodylate de fer.

2º Gouttes.

Liquide dosé à 0,01 centigramme de cacodylate de fer par cinq gouttes.

Dose : De 20 à 40 gouttes par jour.

3º Granules.

Composition : Dosés à 0,02 centigrammes de cacodylate de fer par granule.

Dose : 2 à 4 granules par jour.

CAFÉINE HOUDÉ

1º Granulé.

Composition : Dosé à 0,10 centigrammes par 5 grammes ou cuillerée à café.

Dose : De 1 à 5 cuillerées par jour.

2º Pilules.

Composition : Chaque pilule contient :

Caféine........................	0,10 centigr.
Sulfate de quinine.............	0,20 —

Dose : De 2 à 4 par jour.

3º Solution.

Composition : Dosée à 0,25 centigrammes par centimètre cube.

Dose : Elle s'emploie :

a) En injections hypodermiques.

b) Par voie stomacale, à la dose de 1 cuillerée à café dans 100 grammes d'eau.

4° **Vin**.

COMPOSITION : Il contient par 20 grammes :

Caféine ....   0,10 centigr.
Extrait de quinquina............   0,20   —

DOSE : De 2 à 4 cuillerées à soupe par jour.

CALOMELOL DE VON HEYDEN

Calomel colloïdal.

1° **Comprimés**.

Dosés à 0,01 centigramme.

2° **Poudre**.

Pour saupoudrer les chancres et les ulcères.

CAPSULES AILAINE

COMPOSITION : Capsules dosées à 0,25 centigrammes d'iodure de potassium par capsule.

DOSE : De 1 à 10 par jour.

CAPSULES BÉLY

COMPOSITION : Capsules à enveloppe de gluten contenant par chaque capsule :

Créosote.....................   0,15 centigr.
Glycérophosphate de chaux..... 0,05   —

DOSE : De 4 à 8 par jour, au milieu des repas.

CAPSULES BERTHÉ

COMPOSITION : Chaque capsule est dosée à cinq centigrammes de gaïacol.

DOSE : De 5 à 10 par jour.

CAPSULES BONNEFOND

COMPOSITION : Chaque capsule contient :

Créosote de hêtre............	0,075 milligr.	
Eucalyptol pur...............	0,075	—
Pepsine extractive...........	0,020	—
Iodure de codéine............	0,005	—

Dose : De 6 à 8 capsules par jour aux repas.

CAPSULES DU Dr BOUSQUET

1º Capsules à l'iodipine de Merck.

Composition : L'iodipine est une combinaison d'iode et d'huile de sésame qui se dédouble lentement et progressivement dans l'organisme, en mettant l'iode en liberté.

Dose : Ces capsules sont dosées à 1 gramme d'iodipine ; trois capsules représentent un gramme d'iodure de potassium.

2º Capsules à la bromipine de Merck.

Composition : La bromipine est une combinaison stable de brome et d'huile de sésame, se dédoublant progressivement dans l'organisme.

Dose : Ces capsules sont dosées à 1 gramme de bromipine Merck. — 2 capsules correspondent à 1 gramme de bromure de potassium.

CAPSULES BRUEL

Composition : Elles contiennent un mélange de valérianate d'ammoniaque, d'alcool amylique et d'acide sulfurique.

Indications : S'emploient contre les migraines, les coliques hépatiques et néphrétiques.

Dose : De 3 à 10 en 24 heures.

CAPSULES COGNET

Composition : A l'eucalyptol absolu iodoformo-créosoté.

Chaque capsule contient :

Eucalyptol absolu..............	0,10	centigr.
Créosote pur de hêtre..........	0,05	—
Iodoforme	0,01	—

DOSE : 6 à 8 par jour en deux fois, avant les repas, dans un demi-verre d'eau.

CAPSULES DE COLCHI-SAL

COMPOSITION : Chaque capsule contient 1/4 de milligramme de colchicine dans 0,20 centigrammes d'essence de betula ou salicylate de méthyle.

DOSE : 8 à 12 par jour ; on en prend 2 à la fois dans les manifestations aiguës, arthritiques ou goutteuses.

CAPSULES CRÉOSOTÉES FOURNIER

COMPOSITION : Chaque capsule contient 0,10 centigrammes de créosote.

DOSE : De 8 à 12 capsules par jour, à prendre au moment des repas.

CAPSULES CURATIVES PUY

COMPOSITION : Capsule à enveloppe de gluten, contenant chacune 0,20 centigrammes d'hypophosphite de gaïacol neutre.

DOSE : 6 par jour au minimum, à prendre au moment des repas.

CAPSULES DARTOIS

COMPOSITION : Chaque capsule contient 0,05 centigrammes de créosote dissoute dans 0,20 centigrammes d'huile de foie de morue.

DOSE : En moyenne 3 à chaque repas, ou bien matin et soir avec une tasse de lait ou de tisane.

CAPSULES DELPECH

Composition : Chaque capsule contient 0,50 centigrammes d'extrait hydroalcoolique éthéré de cubèbe.

Dose : De 2 à 6 par jour, aux repas.

CAPSULES DERBECQ

Composition : Capsules à base de grindélia robusta.

Indications : S'emploient contre la toux et les bronchites.

Dose : 2 avant les deux principaux repas et 2 avant de se coucher.

CAPSULES FRIANT

Composition : Capsules à enveloppe de gluten au créosotal bromoformé.

Dose : De 6 à 10 capsules par jour.

CAPSULES DE GONOSAN

Composition : Chaque capsule contient 0,30 centigrammes de gonosan, c'est-à-dire :

Essence de Santal...............	0,24 centigr.
Essence de kawa-kawa ou piper méthysticum................	0,06 —

Dose : De 6 à 10 capsules par jour, en 3 ou 5 prises de 2 à la fois.

CAPSULES GUYOT

Composition : Capsules de gélatine contenant chacune 0,12 centigrammes de goudron de Norvège.

Dose : 2 à 3 capsules immédiatement avant chaque repas.

CAPSULES DE HENDERSON

Composition : Chaque capsule contient :

Extrait de kawa-kawa.........	0,05 centigr.
Essence pure de Santal citrin...	0,20 —

DOSE : De 10 à 12 par jour, 3 à 4 à chacun des trois repas.

CAPSULES D'HYPNONE LIMOUSIN

COMPOSITION : Chaque capsule contient :

Hypnone.........., 4 gouttes ou 0,10 centigr.
Huile d'amandes douces Q.S. pour une capsule.

DOSE : De 1 à 4 le soir, avant de se coucher.

CAPSULES LINARIX

COMPOSITION : Chaque capsule contient 0,20 centi-grammes de myrtol pur.

INDICATIONS : Comme antiseptique pulmonaire et modificateur des expectorations purulentes ou féti-des.

DOSE : De 6 à 8 capsules par jour.

CAPSULES MATHEY-CAYLUS

1º **Capsules Mathey-Caylus à l'ichtyol.**

COMPOSITION : 0,25 centigrammes d'ichtyol par cap-sule.

INDICATIONS : Affections catarrhales des bronches, de la vessie et des organes génito-urinaires.

Maladies de la peau.

DOSE : De 2 à 8 capsules par jour.

2º **Capsules Mathey-Caylus au Salol.**

COMPOSITION : 0,25 centigrammes de salol par cap-sule.

DOSE : De 2 à 6 capsules par jour.

3º **Capsules Mathey-Caylus antiblennorragiques.**

COMPOSITION : Il existe de ces capsules ;

a) Au copahu et à l'essence de santal;

b) Au copahu, cubèbe, et essence de santal

c) Au copahu, fer et essence de santal.

Dose : Le dosage de ces capsules est tel qu'on doit en prendre 8 à 12 par jour.

Toutes ces capsules sont à enveloppe de gluten assurant la dissolution du médicament dans l'intestin et ménageant l'estomac.

CAPSULES MONTEIGNIET

Composition : Chaque capsule contient :

Bromoforme...................... 0,20 centigr.
Benzoate de soude.............. 0,10   —
Aconit......................... 2 gouttes

Dose : 4 à 6 par jour, 2 heures après les repas.

CAPSULES NÉOBALSAMIQUES FEDER

Composition : Chaque capsule contient :

Goudron de Norwège............ 0,07 centigr.
Baume de Tolu.................. 0,07   —
Gaïacol pur.................... 0,025 milligr.
Terpine........................ 0,05 centigr.

Dose : De 4 à 10 par jour.

CAPSULES OBERLIN

Deux variétés.

1o Capsules à l'huile de foie de morue.

Composition : Chaque capsule contient une cuillerée à café d'huile de foie de morue.

2o Capsules à l'huile de foie de morue créosotée.

Composition : Chaque capsule contient :

Huile de foie de morue........ 5 grammes.
Créosote pure................. 0,15 centigr.

Dose : 1 à 2 et au delà tous les jours.

CAPSULES PAULET

Composition : Capsules glutinisées, dosées à 0,15

centigr. de valérianate d'ammoniaque par capsule. Deux capsules correspondent à une cuillerée à café de valérianate d'ammoniaque liquide.

DOSE : De 2 à 6 capsules par jour.

CAPSULES PAUTAUBERGE

COMPOSITION : Capsules à base de créosote, de phosphate de chaux et d'iodoforme.

DOSE : De 2 à 8 par jour, au moment des 2 principaux repas, avec un peu de boisson alcoolisée.

CAPSULES DE QUINIFÉBRINE MONNIER

COMPOSITION : Chaque capsule contient :

Nouveau sel de quinine..........	0,15	centigr.
Antifébrine..................	0,05	—

DOSE : Mêmes doses que le sulfate de quinine.

CAPSULES DE QUININE PELLETIER

COMPOSITION : Les principales de ces capsules sont dosées à 0,10 centigrammes de sulfate de quinine.

Mais il existe également des capsules Pelletier aux sels de quinine suivants :

a) Bisulfate de quinine.
b) Bromhydrate de quinine.
c) Bichlorhydrate de quinine.
d) Chlorhydrate de quinine.
e) Chlorhydrosulfate de quinine.
f) Lactate de quinine.
g) Salicylate de quinine.
h) Valérianate de quinine.

DOSE : Toutes ces capsules sont dosées à 0,10 centigrammes de sel de quinine par capsule.

CAPSULES RAQUIN

COMPOSITION : Nombreuses préparations.

1° Baltol (santal copahivique)..... 0,40 centigr.
2° Bichlorure d'hydrargyre peptonisé 0,01 —
3° Copahivate de soude........... 0,40 —
4° Copahu..................... 0,45 —
5° Cubèbe.................... 1 gramme
6° Goudron.................... 0,25 centigr.
7° Ichtyol.................... 0,30 —
8° Iodure de potassium........... 0,25 —
9° Protoiodure de mercure........ 0,05 —
10° Salol-santal .... 0,32 —
11° Santal..................... 0,25 —
12° Térébenthine .... 0,25 —

DOSE : Les capsules hydrargyriques n°s 2 et 9 s'emploient à la dose de 1 à 3 par jour. Toutes les autres à la dose de 3 à 15 par jour.

CAPSULES ROUSSEAU

COMPOSITION : Chaque capsule contient 0,10 centigrammes de valérianate d'ammoniaque.

DOSE : 2 à 6 capsules en deux doses matin et soir, loin des repas, avec un peu d'eau.

CAPSULES RAMEL

COMPOSITION : Chaque capsule contient :

Eucalyptol.................... 0,10 centigr.
Créosote.................... 0,10 —

DOSE : De 2 à 6 par jour aux repas, ou bien matin et soir, avec une tasse d'eau ou de lait.

CAPSULES SALOLÉES LACROIX

Nombreuses variétés; elles contiennent toutes 0,15 centigrammes de salol à l'état de dissolution.

1° **Capsules de copahu Salolé.**
DOSE : 6 à 12 par jour.

2º **Capsules de térébenthine salolée.**
DOSE : 4 à 12 par jour.

3º **Capsules d'extrait de cubèbe salolé.**
DOSE : 4 à 10 par jour.

4º **Capsules d'oléosalol Lacroix**, à ordonner dans les cas où le salol est seul indiqué.
DOSE : 6 à 12 par jour.

5º **Capsules de santal salolé camphré.** Les propriétés du camphre s'ajoutent à celles du santal et du salol.
DOSE : 4 à 10 par jour.

6º **Capsules de santal salolé** (les plus employées).
COMPOSITION : Elles contiennent :

Essence de santal.............. 0,30 centigr.
Salol......................... 0,15 —

DOSE : 6 à 12 par jour.

CAPSULES DE SANTAL BRETONNEAU

COMPOSITION : Elles sont dosées à 0,35 centigrammes d'essence de santal par capsule.

DOSE : Commencer par 6 en 24 heures, augmenter progressivement jusqu'à 12, puis diminuer jusqu'à ce que l'on soit revenu à 6, dose à laquelle on se tiendra jusqu'à la guérison complète.

CAPSULES DE SANTAL ODER

COMPOSITION : Ces capsules sont dosées à 0,25 centigrammes de santal.

DOSE : 6 à 12 par jour.

CAPSULES DE SANTAL ROGÉ-CAVAILLÈS

COMPOSITION : Chaque capsule contient :

Essence de santal à 96 0/0 de santalol... 0,40 centigr.
Salol... 0,10 —

DOSE : 6 à 8 par jour.

CAPSULES SIBÉRIENNES

COMPOSITION : Chaque capsule contient :

Arrhénal...............................	0,01	centigr.
Phosphate de chaux soluble.............	0,05	—
Créosote de hêtre.....................	0,05	—

DOSE : De 2 à 5 par jour, au commencement des repas.

CAPSULES DE TERPINOL ADRIAN

COMPOSITION : Chaque capsule est dosée à 0,10 centigrammes de terpinol.

DOSE : 5 à 6 par jour.

CAPSULES DE TERPINOL GONNON

COMPOSITION : Chaque capsule est dosée à 0,10 centigrammes de terpinol.

DOSE : 5 à 6 par jour.

CAPSULES TŒNIFUGES LIMOUSIN

COMPOSITION : Chaque capsule contient :

Extrait éthéré de rhizomes frais de fougère mâle...........................	0,50	centigr.
Calomel à la vapeur...................	0,05	—

DOSE : 16 capsules pour un adulte, le matin à jeun, de 5 minutes en 5 minutes dans un peu d'eau.

CAPSULES DE VALYL MIDY

COMPOSITION : Capsules dosées à 0,05 centigrammes de diéthylvalérianamide, succédané du valérianate d'ammoniaque.

DOSE : 4 à 10 par jour, aux repas.

CARBONINE DU Dr BOUSQUET

Pour la préparation des bains carbo-gazeux à do-micile, 4 degrés de force correspondant respective-ment à un dégagement de 63, 127, 190 et 254 titres d'acide carbonique.

CARBOVIS

Composition : Poudre de viande crue.

Dose : Une cuillerée à soupe à chaque repas dans un peu de bouillon, d'eau sucrée ou de limonade gazeuse.

CARNINE LEFRANCQ

Composition : Préparation liquide du suc de viande crue préparée à froid.

Dose : De 2 à 6 cuillerées à bouche par jour, à prendre pure ou dans une boisson froide, et toujours au moment des repas.

CASCARA GRANULÉ PICLIN

Composition : Granulé dont chaque cuillerée à café représente le principe actif de 0,25 centigrammes de poudre de cascara.

Dose : De 1 à 2 cuillerées à café matin et soir dans un quart de verre d'eau ou dans tout autre liquide.

CASCARA LIQUIDE ALEXANDRE

Composition : C'est une sorte de sirop-élixir qui ren-ferme par cuillerée à café 0,60 centigrammes de cas-cara sagrada.

Dose : Une à deux cuillerées à café le soir avec le potage, ou bien au moment du coucher.

CASCARA MIDY

Composition : En pilules contenant chacune :

Extrait hydro-alcoolique de cascara..... 0,12 centigr.
Poudre d'écorce de casoara.............. 0,10　　—

Dose : 1 à 2 pilules le soir, en se couchant.

CASCARINE LEPRINCE

1º **Pilules.**

Composition : Dosées à 0,10 centigrammes de cascarine.

Dose : On en prend 1 au milieu de chacun des deux principaux repas.

2º **Elixir.**

Composition : Dosé à 0,10 centigrammes de cascarine par cuillerée à bouche. La cuillerée à bouche représente donc une pilule.

3º **Cascaricônes.**

Composition : Suppositoires dosés à 0,10 centigrammes de cascarine.

CATAPLASME HAMILTON

Composition : Cataplasme instantané de conservation indéfinie, renfermant les principes mucilagineux de la graine de lin.

Mode d'emploi : Il suffit de le tremper quelques instants dans de l'eau chaude au moment de s'en servir.

CATAPLASME INSTANTANÉ LELIÈVRE

Composition : Ce cataplasme renferme tous les principes actifs de la graine de lin.

Mode d'emploi : Tremper quelques instants dans l'eau chaude au moment de s'en servir.

CÉRÉALINE TULIVET

Composition : Farine alimentaire à base de farines végétales et surtout d'avoine, associées à blé, orge, riz, seigle et maïs. L'enveloppe de la graine, contenant en grande quantité des sels minéraux, est conservée.

Il en existe deux variétés :

Céréaline n° 1, sans sucre ni cacao.
Céréaline n° 2, cacaotée.

MODE D'EMPLOI : Délayer une cuillerée à bouche dans une cuillerée de lait ou d'eau ; ajouter du liquide à volonté quand il n'y a plus de grumeaux et faire bouillir en agitant quelques minutes.

CÉRÉALOPHOSPHATES

COMPOSITION : Farine alimentaire à base de farines végétales.

MODE D'EMPLOI : 1 ou 2 cuillerées à bouche pour un potage. Faire bouillir quelques instants.

CÉRÉALOSE MIDY

COMPOSITION : Décoction sèche de graines de céréales, blé, orge, avoine, contenant 0,32 centigrammes de phosphates naturels par cuillerée à bouche.

Il existe également des *biscuits à la céréalose.*

MODE D'EMPLOI : Pour faire une bouillie, on délaye 1 cuillerée à bouche de céréalose dans 1 cuillerée à bouche d'eau froide. On jette dans une petite tasse de lait bouillant et on laisse bouillir pendant 5 à 6 minutes.

CÉRÉBRINE

COMPOSITION : C'est une liqueur éthérée très diffusible, contenant les principes actifs du café, de la coca, et du guarana et notamment la cocaïne et la théine, associés à 0,15 centigrammes d'analgésine par cuillerée à bouche.

Il en existe plusieurs variétés :

1o *Cérébrine simple*, répondant à la composition indiquée, surtout employée contre la migraine et les névralgies.

2o *Cérébrine bromée* contre le zona, le lumbago et la neurasthénie.

3o *Cérébrine iodée*, contre les névralgies rhumatismales.

4o *Cérébrine quiniée*, contre la grippe, le coryza et les fièvres.

5o *Cérébrine bromo-iodée*, contre les névralgies faciales et sciatiques rebelles.

Dose : De 1 à 3 cuillerées à soupe en deux fois, à 5 minutes d'intervalle et toujours 3/4 d'heure avant ou 2 heures après les repas. On peut renouveler en cas de besoin 1 ou 2 fois la dose dans les 24 heures.

CÉTRAROSE

Composition : C'est une solution titrée d'acide protocétrarique dosée à 0,16 centigrammes par centimètre cube. Le centimètre cube contient 53 gouttes.

Indications : L'acide protocétrarique constitue le principe actif du lichen d'Islande et possède des propriétés nettement anti-émétiques.

Doses : De 20 à 30 gouttes en 1 fois, soit sur un morceau de sucre, soit dans un peu d'eau ; cette dose peut être répétée plus ou moins souvent ; on peut aller sans inconvénient jusqu'à 150 à 200 gouttes par jour.

CHARBON DE BELLOC

1o **Poudre.**

Dose : On en prend 2 à 3 cuillerées à bouche avant ou après les repas.

2º **Pastilles.**

Dose : On en prend de 3 à 10 avant ou après les repas.

CHARBON GRANULÉ FRAUDIN

Composition : Granulé de charbon végétal sans naphtol.

Dose : De 3 à 6 cuillerées à café par jour à la fin des repas.

CHARBON NAPHTOLÉ FRAUDIN

Composition : Granulé de charbon végétal additionné de naphtol β.

Dose : 3 à 6 cuillerées à café par jour, à la fin des repas. Il est préférable de mettre la cuillerée de charbon dans la bouche et d'avaler par-dessus quelques gorgées d'eau.

CHARBON TISSOT

Composition : Charbon de peuplier additionné d'une très faible quantité de benzoate de naphtol et aromatisé à l'anis.

Préparé en gros grains agglomérés au gluten, ce qui permet à la traversée de l'estomac de les laisser intacts.

Dose : Une cuillerée à café avant ou après les repas. Jeter une cuillerée dans la bouche et avaler un peu d'eau par-dessus.

CHLORAL BROMURÉ DUBOIS

Composition : Liquide sirupeux, de coloration ambrée, parfumé aux écorces d'oranges amères et contenant par 20 grammes :

Chloral........................	0,30 centigr.
Bromure de potassium........	0,40 —

3.

Dose : De 1 à 6 cuillerées à café, à dessert ou à bouche dans les 24 heures, suivant l'âge.

CHLORALOSE BAIN

1° Cachets.

Composition : Dosés à 0,20 centigrammes de chloralose.

Dose : 1 cachet le soir au moment de se coucher; répéter au besoin dans la nuit.

2° Capsules.

Composition : Dosées à 0,10 centigrammes.

Doses : 2 capsules, le soir, au moment du coucher.

3° Granulé effervescent.

Composition : Dosé à 0,10 centigrammes par cuillerée à café.

Dose : On en prend 2 cuillerées à café le soir avant de se coucher.

CHLORAL PERLÉ LIMOUSIN

Composition : Capsules dragéifiées contenant 0,25 centigrammes d'hydrate de chloral par chaque dragée.

Dose : De 6 à 18 le soir au moment du coucher avec un peu d'eau.

CHLORESCINE

Composition : C'est un produit à base de menthol et d'eucalyptol associés à différents antiseptiques, de façon à former un produit volatil.

Il en existe deux variétés :

1° Chlorescine alcoolique.

Indications : Employée pour inhalations et lavages du nez.

Dose : On en met de 40 à 50 gouttes et même 1 cuillerée à café dans 1 verre d'eau chaude.

2º **Chlorescine huileuse.**

INDICATIONS : Se vend avec ou sans seringue spéciale et s'emploie pour injections dans les narines, à la dose de une demi-seringue pour chaque narine.

CHLORHYDROPEPTINE

COMPOSITION : Liquide à base d'acide chlorhydrique, de pepsine et de noix vomique.

DOSE : Une cuillerée à café dans un verre de la boisson habituelle au milieu des deux principaux repas.

CHLORIDIA

COMPOSITION : Liquide incolore à base de pepsine, d'acide chlorhydrique, de cocaïne et de chloroforme.

DOSE : Une cuillerée à café dans 1/4 de verre d'eau, au commencement de chaque repas.

CHLOROL MARYE

COMPOSITION : Liquide à base de sublimé.

MODE D'EMPLOI : 10 grammes dans un litre d'eau bouillie donnent une solution de sublimé à 1 gramme pour mille.

CHOLÉINE CAMUS

COMPOSITION : Pilules à l'extrait inaltérable de fiel de bœuf.

DOSE : De 4 à 6 pilules par jour.

CHOLÉLYSINE STROSCHEIN

COMPOSITION : Médicament dissolvant des calculs biliaires à base d'oléate de soude incorporé à une albumine de pureté parfaite.

Deux préparations :

1º **Liquide**.

Dose : On prend de 1/2 à 1 cuillerée à café matin et soir, au lever et au coucher.

2º **Tablettes**.

Composition : Dosées à 0,60 centigrammes.

Dose : 1 ou 2 tablettes aux mêmes moments.

CIDRASE COUTURIEUX

Composition : Comprimés dosés à 0,50 centigrammes de ferments de cidre inaltérables.

Dose : De 2 à 6 comprimés par jour.

CIGARES GICQUEL

Composition : Papier anti-asthmatique à base de nitre, stramonium, belladone, digitale, lobélie et phellandrie.

Dose : 2 à 3 cigares au moment des crises.

CIGARETTES AMÉRICAINES LEROY

Composition : Cigarettes à base de poivre cubèbe et de grindelia robusta.

Dose : 4 à 5 cigarettes au moment des accès d'oppression. Avaler la fumée.

CIGARETTES DU Dʳ CLÉRY

Composition : A base de sucs de pin maritime, du fruit de la kasmych d'Egypte et de sels minéraux.

Dose : 4 à 5 cigarettes au moment des accès d'oppression. Avaler la fumée.

CIGARETTES ESCOUFLAIRE

Composition : A base de plantes anti-asthmatiques.

Dose : De 4 à 5 cigarettes contre les accidents dyspnéiques.

CIGARETTES ESPIC

Composition : Chaque cigarette contient:

Belladone........................ ...	0,30 centigr.
Stramoine	0,15 —
Jusquiame.....................	0,05 —
Phellandrie	0,05 —
Extrait d'opium................	0,013 milligr.

Dose et mode d'emploi: Deux ou trois cigarettes dont on avale la fumée au moment des crises d'oppression.

CIGARETTES INDIENNES

Composition : Cigarettes à base de chanvre indien.

Mode d'emploi : Allumer une cigarette, aspirer la fumée, au début d'une crise d'oppression.

CIGARETTES LAFONT

Composition : Cigarettes à base de plantes balsamiques, de menthol, d'eucalyptus et de baume de Tolu.

Indications : Elles s'emploient contre les inflammations aiguës ou chroniques du nez, du pharynx et des bronches et comme succédané du tabac, pour obtenir la dénicotinisation.

CIGARETTES DE RESPIRATOR MAXIM

Composition : Cigarettes à base de plantes anti-asthmatiques.

Emploi : Allumer une cigarette dont on avale la fumée au début des crises d'oppression.

CITROSODINE GRÉMY

Composition : Comprimés dosés à 0,25 centigr. de citrate trisodique.

Indications : Remplace le bicarbonate de soude dans toutes ses indications.

Dose : *Enfants :* 3 à 4 comprimés et plus au besoin dans un demi-verre d'eau, 2 à 3 fois par jour, au moment des repas.

Adultes : 4 à 8 comprimés de la même façon.

COALTAR SAPONINÉ LE BEUF

Composition : Emulsion de coaltar au goudron de houille, obtenue à l'aide de la teinture de quillaya saponaria.

Dose et mode d'emploi : S'emploie pur dans le pansement des plaies gangréneuses et diphtériques et celui des cancers ulcérés.

Soluble en toutes proportions dans l'eau. On emploie des solutions plus ou moins diluées suivant les besoins.

En injections vaginales, on l'emploie à la dose de 1 à 2 cuillerées à soupe par litre d'eau.

COLCHIFLOR

Composition : Capsules contenant de l'alcoolature faite avec la fleur fraîche de colchique exempte des principes drastiques contenus dans le bulbe ou les semences et qui forment généralement la base des préparations analogues.

Dose : 6 capsules par jour, espacées dans la journée, dans les accès de goutte aiguë.

COLLARGOL COUTURIEUX

1º **Pommade.**

Composition : Dosée à 15 0/0 d'argent colloïdal.

Dose et mode d'emploi : On en emploie 1 à 3 grammes en frictions sous les aisselles.

2o **Ampoules injectables**.

COMPOSITION : Solution à cinq milligrammes d'argent colloïdal par centimètre cube.

DOSE : Une ampoule de 5 centimètres cubes tous les jours en injection intra-veineuse.

COLLARGOL HEYDEN

Argent colloïdal spécialisé sous forme de tablettes de Collargol.

1o *Tablettes*, dosées à 0,05 centigrammes pour emploi chirurgical et injections intraveineuses.

2o *Tablettes*, dosées à 0,25 centigrammes, pour lavements.

COLLARGOL MIDY

1o **Pommade**.

COMPOSITION : Dosée à 15 0/0 pour frictions.

2o **Ampoules**.

Ampoules de un et deux centimètres cubes, contenant une solution dosée à 1 0/0 pour injections intra-veineuses.

COLLES DE ZINC ROGÉ-CAVAILLÈS

Pommades à différentes préparations :

COMPOSITION :

1o Colle de zinc simple.

2o Colle de zinc ichtyolée.

3o Colle de zinc cadique.

4o Colle de zinc soufrée.

MODE D'EMPLOI : Faire liquéfier au bain-marie et appliquer dans les dermatoses et inflammations superficielles, dans l'intertrigo, la dishydrose, etc.

COLLODION ROGÉ

C'est un collodion de préparation très soignée, for-

mant par application un vernis insoluble, rétrac-
tile.

COMPRIMÉS BAYER

1º **Comprimés d'Aspirine Bayer.**
COMPOSITION : Dosés à 0,50 centigrammes.
DOSE : On en prend de 1 à 8 par jour.

2º **Comprimés de citarine Bayer.**
COMPOSITION : Dosés à 2 grammes. C'est un antigout-
teux.
DOSE : On prend 3 à 5 comprimés par jour.

3º **Comprimés de véronal Bayer.**
COMPOSITION : Dosés à 0,50 centigrammes.
DOSE : On en prend 1 à 2 dans une infusion chaude
au moment du coucher.

4º **Comprimés d'iodothyrine Bayer.**
COMPOSITION : Dosés à 0,25 centigrammes de glande
fraîche.
DOSE : Un seul comprimé pour commencer ; augmenter d'un comprimé tous les deux jours.

COMPRIMÉS BOURGUIGNON

COMPOSITION : Chaque comprimé contient :

Carbonate d'ammoniaque........	0,02 centigr.
Bicarbonate de soude..........	0,30 —

DOSE : Prendre 1 à 3 comprimés 2 ou 3 fois par
jour, deux heures après le repas et dans les cas d'hyper-
acidité stomacale.
Avaler les comprimés avec un peu d'eau, sans les
laisser fondre dans la bouche.

COMPRIMÉS BRETONNEAU

COMPOSITION : Chaque comprimé contient 0,25 centigrammes de benzoate d'ammoniaque.

INDICATIONS : Ces comprimés s'emploient contre les accidents de l'iodisme, du bromisme et l'hydrargyrisme.

DOSE : A la dose de 6 à 8 par jour en 3 fois convenablement espacées ; les avaler avec un peu d'eau, sans les laisser fondre dans la bouche.

COMPRIMÉS DE CHATEL-GUYON GUBLER

COMPOSITION : A base de chlorure de magnésium et de sulfate de soude ; effervescents.

DOSE : 8 comprimés pour un demi-verre d'eau.

COMPRIMÉS DE KOLADONE

COMPOSITION : Chaque comprimé correspond à un gramme de noix fraîche de Kola.

Il en existe plusieurs variétés :

1º Comprimé simple de koladone.

2º Comprimé de koladone sans sucre pour les diabétiques.

3º Comprimé de koladone au quinquina.

4º Comprimé de koladone au quinquina et à la rhubarbe.

DOSE : 1 ou 2 comprimés de temps à autre ou bien de 1 à 5 à la fin de chacun des deux principaux repas.

COMPRIMÉS NEYRET

COMPOSITION : Chaque comprimé contient cinq milligrammes de lactate hydrargyrique.

DOSE ET MODE D'EMPLOI : On en prend de 3 à 9 par jour ; les laisser fondre un à un dans la bouche, entre les repas.

INDICATIONS : Ces comprimés s'appliquent au traitement simultané de la syphilis et des syphilides muqueuses de la bouche, de la langue et de la gorge.

COMPRIMÉS ROGÉ-CAVAILLÈS

1o **Comprimés iodurés.**

COMPOSITION : Dosés à un gramme d'iodure de potassium par comprimé.

DOSE : On en prend 1 ou 2 par jour.

2o **Comprimés biiodurés.**

COMPOSITION : Chaque comprimé contient :

Biiodure de mercure............ 0,01 centigr.
Iodure de potassium........... 0,50   —

DOSE : On en prend de 2 à 4 par jour.

3o **Comprimés iodobenzoatés.**

COMPOSITION : Chaque comprimé contient :

Benzoate de soude............. 0,25 centigr.
Iodure de potassium........... 0,25   —

DOSE : On en prend de 2 à 8 par jour.

Le benzoate de soude a pour but d'éviter les manifestations iodiques.

CONDURANGO GRANULÉ ASTIER

COMPOSITION : Granulé effervescent à base de condurango.

DOSE : 2 à 4 cuillerées à café par jour, aux repas, dans un peu de vin ou dans tout autre liquide.

CONICINE GUILLIERMOND

Deux préparations :

1o **Baume de conicine Guilliermond.**

INDICATIONS : Pour onctions et applications externes.

2o **Pilules.**

COMPOSITION : Dosées à 1 milligramme de conicine.

La conicine est le principe actif de la ciguë.

DOSE : On en prend de 1 à 3 par jour.

CONVALLARIA MAIALIS LANGLEBERT

Composition : Trois préparations différentes à base de convallaria maïalis.

1º *Granules*, on en prend 4 par jour.

2º *Pilules*, la dose est de 6 par jour.

3º *Sirop*, la dose en est de 2 à 3 cuillerées à soupe par jour.

COPAHIDIA MAZERON

Composition : Cachets contenant chacun 1 gramme de baume de copahu solidifié.

Dose : 2 le matin, 2 à midi et 2 le soir, en mangeant.

COSMÉTIQUE ARNAULT

Composition : Liqueur jaune ambrée, à base de mucilage de semences de coings, antiseptique.

Indications : Crevasses du sein pendant l'allaitement.

Mode d'emploi : Un pinceau est joint au flacon et sert à étendre le cosmétique sur le bout de sein crevassé; après le badigeonnage, recouvrir le bout de sein avec l'un des capuchons en étain qui sont joints au flacon.

COTON IODÉ DU Dr MÉHU

C'est un coton iodé inaltérable et produisant constamment la révulsion attendue.

CRÈME DE MORUE PÉQUART

Composition : Une cuillerée à soupe contient :

Huile de foie de morue..........	10 grammes.
Phosphate monocalcique.........	0,20 centigr.
Iode...................:.........	0,01 —
Principes digestifs.............	Q. S.

Dose : On peut en porter la dose à 10 cuillerées à soupe par jour, grâce à la présence des principes digestifs, qui évitent toute fatigue de l'estomac.

CRÉOSINE BOSIO

Composition : Solution aqueuse et légèrement sucrée à 10 0/0 de créosote rendue soluble et combinée avec l'iode, les hypophosphites et le baume du Pérou (acide cinnamique).

Dose : De 1 à 4 cuillerées à soupe par jour dans de l'eau, du lait, du vin ou de l'eau de Seltz.

CRÉOSOCONES KÜGLER

Composition : Suppositoires dosés à 0,25 centi-grammes et à 1 gramme de créosote.

Dose : De 2 à 4 suppositoires; suivant la tolérance; on emploie les suppositoires à 0,25 ou à 1 gramme.

CRÉOSOFORME GRANULÉ BRISSONNET

Composition : Le créosoforme est une combinaison de créosote et de formol contenant 96 0/0 de créosote. Le granulé contient 1 gramme de créosoforme par cuillerée à café.

Dose : De 1 à 3 cuillerées à café par jour à tout moment de la journée.

CRESSON DUPUY

Composition : Liquide à base de suc de cresson concentré, contenant environ 10 grammes d'extrait de cresson par litre.

Dose : 1 verre à liqueur à la fin de chaque repas.

CRESSON MAÎTRE

Composition : Liquide à base de suc concentré de cresson.

Dose : *Enfants*, 2 cuillerées à soupe.

Adultes, 4 cuillerées, de préférence à la fin des repas.

CURATINE

Composition : Cachets à base d'antipyrine et de caféine.

Dose : 2 à 4 par jour.

CRYOGÉNINE LUMIÈRE

Composition : Comprimés dosés à 0,50 centigrammes de cryogénine Lumière.

Dose : Le premier jour, dose massive de trois comprimés, les autres jours un seul comprimé.

CYPRIDOL DU Dʳ CHAPELLE

Composition : Huile bi-iodurée au centième.

Deux formes :

1° Capsules.

Composition : Dosées à 2 milligrammes de bi-iodure de mercure par capsule.

2° Injections.

Composition : Ampoules pour injections intra-musculaires.

CYTOPLASMINE DUCATTE

Composition : Granulé à base de Damiana (plante très employée à l'étranger comme tonique et reconstituant), associée à l'hémoglobine, aux nucléines et aux phosphates des céréales.

Indication et dose : S'emploie comme reconstituant à la dose de 2 à 4 cuillerées à café par jour.

D

DÉSILES GRANULÉ

COMPOSITION : Granulé à base de kola, coca, tanin, quinquina, phosphate de chaux et lécithine.

DOSE : 3 cuillerées à café par jour.

DIACHUSINE

COMPOSITION : Préparation à base de résorcine, tanin, salol, fleur de soufre, chlorate de soude, acide salicylique, borate de soude et pyoktanin.

INDICATIONS ET MODE D'EMPLOI : S'emploie contre les tumeurs.

En poudre, pour le pansement des tumeurs ulcérées.

En solution, pour les injections dans la tumeur.

En vernis, pour badigeonner les tumeurs ulcérées suintantes et saignantes.

DIGALÈNE

COMPOSITION : C'est une solution de digitoxine (principe actif de la feuille de la digitale pourprée). 1 centimètre cube contient trois dixièmes de milligramme de digitoxine, correspondant à 0,15 centigrammes de poudre de feuilles de digitale.

DOSE : La dose quotidienne maxima est de 4 centimètres cubes. On peut l'administrer par la bouche, par le rectum ou en injections sous-cutanées.

DIGESTIF CAPMARTIN

COMPOSITION : Liqueur renfermant par verre à liqueur :

Pepsine médicinale............. 0,40 centigr.
Papaïne..................... 0,05 —
Acide chlorhydrique............ 0,05 —
Chlorhydrate de cocaïne........ 0,002 milligr.

DOSE : 1 verre à liqueur à la fin de chaque repas.

DIGESTIF CLIN

COMPOSITION : Liquide contenant par verre à liqueur :

Pepsine extractive............. 0,20 centigr.
Pancréatine................... 0,05 —
Acide chlorhydrique............ 0,10 —
Teinture de Baumé............. V gouttes.

DOSE : 1 verre à liqueur dans un peu d'eau avant ou après chaque repas.

DIGITALE ECALLE

1º **Alcoolature de digitale Écalle.**

COMPOSITION : Titrée à 0,50 centigrammes de digitaline cristallisée par 1000 grammes d'alcoolature.

10 gouttes renferment un dixième de milligramme de digitaline.

DOSE : de 40 à 100 gouttes.

2º **Ampoules propulsives de digitaline Ecalle.**

COMPOSITION : Ces ampoules à véhicule huileux s'injectent directement sans le secours d'une seringue. Elles sont titrées au cinquième de milligramme.

DOSE : On en injecte 1 ou 2 en 24 heures.

3º **Comprimés de digitale Ecalle.**

COMPOSITION : Chaque comprimé renferme 0,10 centigrammes de poudre de digitale, quantité correspondant exactement à un quart de milligramme de digitaline cristallisée.

DOSE : Destinés soit à une infusion, soit à une macération; on en prend de 2 à 4 en 24 heures.

4° **Granules de digitaline cristallisée Ecalle.**

Ils sont dosés à un dixième de milligramme de digitaline cristallisée.

Dose : On en prend de 4 à 10 en 24 heures.

5° **Solution de digitaline cristallisée Ecalle.**

Composition : Cette solution est titrée à 1 gramme pour mille. 5 gouttes renferment 1/10 de milligramme de digitaline cristallisée.

Dose : De 20 à 50 gouttes.

DIGITALINE CRISTALLISÉE NATIVELLE

1° **Ampoules.**

Pour injections sous-cutanées. Elles sont dosées au quart de milligramme.

Dose : On en injecte de 1 à 4 par 24 heures.

2° **Granules.**

Il y en a qui sont dosés au quart de milligramme; on en prend de 1 à 4 par jour.

D'autres sont dosés au dixième de milligramme et s'ordonnent à la dose de 2 à 10 par jour.

3° **Huile digitalique.**

En ampoules de 1 centimètre cube, dosées au quart de milligramme, pour injections sous-cutanées.

Dose : On en injecte de 1 à 4 ampoules par jour.

4° **Solution au millième.**

Cinq gouttes renferment un dixième de milligramme.

Dose: On en prend de 20 à 50 gouttes par 24 heures.

Un compte-gouttes calibré est joint au flacon.

DIGITALINE D'HOMOLLE ET QUÉVENNE

1° **Granules de digitaline.**

Composition : Ils sont dosés à un milligramme de digitaline *chloroformique.*

Dose : 1 à 3 par jour.

2° Solution de digitaline.

Composition : Dosée à 1 pour mille de digitaline *cristallisée*. Cinq gouttes représentent un dixième de milligramme.

Dose : De 20 à 50 gouttes par jour.

DIIODOFORME TAINE

Succédané de l'iodoforme, s'emploie comme lui, mais n'en présente pas l'odeur désagréable.

Ce n'est pas de l'iodoforme désodorisé par la coumarine ou un autre produit, mais c'est un composé renfermant la même quantité d'iode que l'iodoforme, qui est dérivé de l'éthylène au lieu de dériver du méthane, comme l'iodoforme.

DIONINE MERCK

La dionine Merck a été spécialisée par le Dr Bousquet sous différentes formes :

1° Ampoules injectables.

Composition : Ampoules de 1 centimètre cube. Les unes sont titrées à 0,02 centigrammes, les autres à 0,05, la dionine s'employant à des doses doubles ou triples de la morphine.

2° Pâte du Dr Bousquet.

Petits bonbons jaunes à la dionine de Merck, dont on suce une vingtaine par jour.

3° Sirop du Dr Bousquet.

Composition : Chaque cuillerée à bouche contient :

Dionine de Merck.............. 0,01 centigr.
Bromoforme .... 11 gouttes.

Dose : Pour *les adultes*, de 4 à 8 cuillerées à potage.

Pour *les enfants*, de 1 à 4 cuillerées à potage, suivant l'âge.

4° **Tablettes du Dr Bousquet.**

Ce sont des comprimés dosés à 0,02 centigrammes de dionine Merck et destinés soit à l'ingestion directe, soit à la préparation de solutions injectables.

DRAGÉES BEAUFUMÉ

COMPOSITION : Elles renferment de la cystine, du scopolia japonica et de la strychnine.

INDICATIONS : Elles sont employées contre l'incontinence nocturne d'urine.

DOSE : Elles se prennent à la dose de 1 à 6, en augmentant progressivement les doses jusqu'à résultat. Ne pas en donner aux enfants ayant moins de 3 ans.

DRAGÉES BENGUÉ

COMPOSITION : Chaque dragée contient :

Menthol......................	0,02	centigr.
Borate de soude...............	0,01	—
Cocaïne.......................	0,001	milligr.

DOSE : 6 à 8 par jour contre toutes les affections de la gorge ; les laisser fondre dans la bouche.

DRAGÉES BLOTTIÈRE

COMPOSITION : Elles sont à base d'apiine ou paraacétylphénétidine.

INDICATIONS : S'emploient contre la dysménorrhée, les tranchées utérines et les accidents de la ménopause.

DOSE : De 2 à 6 par jour.

DRAGÉES DE BONDONNEAU

COMPOSITION : Dragées aux iodures natifs de potassium et de sodium dosées à 0,25 centigrammes.

Dose : 4 à 6 dragées par jour.

DRAGÉES CABANÈS

Il en existe deux variétés :

1o **Dragées biiodurées hydrargyriques.**

Composition : Cette préparation répond à la formule suivante :

Biiodure de mercure............	0,005 milligr.
Iodure de potassium............	0,25 centigr.

Chaque dragée correspond à une demi-cuillerée à bouche de sirop de Gibert.

2o **Dragées iodurées.**

Composition : Dosées à 0,25 centigr. d'iodure de potassium chimiquement pur.

DRAGÉES CARBONEL

Composition : Chaque dragée contient 0,25 centigrammes de sel sec de perchlorure de fer, représentant 4 gouttes de la liqueur normale à 30°.

Dose : De 3 à 10 par jour.

DRAGÉES DEMAZIÈRE

Composition : A base de cascara sagrada.

Dose : 4 par jour, 2 le matin, 2 le soir, aux repas.

DRAGÉES DUBOURG

Composition : Pilules violettes à base de cascaraloïne, combinaison spéciale de cascara et d'aloïne.

Dose : De 1 à 2 par jour, le soir au coucher.

DRAGÉES DUROZIEZ

Composition : Chaque dragée contient 0,10 centigrammes de protoxalate de fer.

Dose : De 2 à 6 par jour.

DRAGÉES DE FER BRISS

COMPOSITION : Chaque dragée contient :

Protoxalate de fer............. 0,10 centigr.
Artemisine.................... 0,001 milligr.
Quassine cristallisée.......... 0,001 milligr.

DOSE : 2 au commencement de chacun des deux principaux repas. Au total 4 par jour.

DRAGÉES DE FER COGNET

COMPOSITION : Dragées de couleur rouge, à base de protoxalate de fer et de quassine cristallisée.
DOSE : 5 dragées par jour, au moment des repas.

DRAGÉES FERRO-ERGOTÉES MANNET

COMPOSITION : Chaque dragée contient :

Ergot de seigle................. 0,05 centigr.
Citrate de fer ammoniacal....... 0,10   —

DOSE : De 2 à 5 par jour.

DRAGÉES DE FER TROUETTE

COMPOSITION : A base d'albuminate de fer et de manganèse.
DOSE : De 2 à 6 dragées par jour, en deux doses, à chacun des deux principaux repas.

DRAGÉES GÉLINEAU

COMPOSITION : A base de bromure de potassium, d'arsenic et de picrotoxine.
INDICATIONS : S'emploient contre l'hystérie, l'épilepsie et la chorée, mais surtout contre les accidents nerveux de la menstruation.
DOSE : De 2 à 5 par jour, aux repas.

DRAGÉES DE GÉLIS ET CONTÉ

Composition : Chaque dragée contient 0,05 centigrammes de lactate de fer.

Dose : De 4 à 8 par jour, aux repas.

DRAGÉES DE GILLE

Composition : Chaque dragée contient 0,05 centigrammes de protoiodure de fer.

Dose : De 4 à 6 par jour, au milieu ou à la fin des repas.

DRAGÉES GRIMAUD

Composition : Chaque dragée contient :

Limaille de fer pur porphyrisée.. 0,10 centigr.
Seigle ergoté.................... 0,025 milligr.

Dose : De 6 à 20 par jour, suivant l'âge, avant les repas.

DRAGÉES DU Dr HECQUET

Composition : Chaque dragée contient 0,05 centigrammes de sesquibromure de fer.

Dose : 2 à 3 dragées avant chaque repas.

DRAGÉES D'HÉMAMÉNINE

Composition : Dragées roses à base d'hydrastis canadensis, hamamelis virginica, capsicum et piscidia.

Dose : 4 à 10 par jour.

DRAGÉES MARIANI

Composition : Chaque dragée contient :

Malate de fer.................... 0,025 milligr.
Carbonate de manganèse........ 0,01 centigr.

Dose : 4 par jour, 2 au commencement de chacun des deux principaux repas.

4.

DRAGÉES PAUTAUBERGE

COMPOSITION : A base de soufre doré.

INDICATIONS : Elles calment la toux et facilitent l'expectoration.

DOSE : On en prend 6 par jour en moyenne, 2 à la fois 1 heure avant, ou 3 heures après les repas, avec un peu d'eau.

Ne jamais en donner aux enfants au-dessous de 13 ans.

DRAGÉES DE RABUTEAU

COMPOSITION : Chaque dragée contient 0,025 milligrammes de protochlorure de fer.

DOSE : De 4 à 8 par jour, au moment des repas.

DRAGÉES DE LA REINE DU FER

COMPOSITION : A base des sels naturels de la source « la Reine du Fer » à Antraigues (Ardèche).

DOSE : 2 au milieu de chaque repas.

DRAGÉES DE RUIZIA

COMPOSITION : A base de boldo (ruizia fragrans) de créosote de hêtre et d'eucalyptus.

DOSE : De 4 à 6 par jour.

DRAGÉES SAINT-ANDRÉ

COMPOSITION : Chaque dragée contient :

Colchicine pure................	1/10 de milligr.
Carbonate de lithine..........	0,10 centigr.
Benzoate de lithine............	0,10 —
Salicylate de lithine.,.,.......,...,	0,10 —

DOSE : De 4 à 8 par jour.

INDICATIONS : S'emploient dans toutes les manifestations de la goutte ou du rhumatisme.

DRAGÉES TONI-CARDIAQUES LE BRUN

Composition : A base de strophantus, caféine, spartéine et iodoforme.

Dose : 3 à 6 par jour, à distance des repas ou bien en mangeant.

DRAGÉES DE VALÉRIANATE D'AMMONIAQUE CAVAILLÈS

Composition : Chaque dragée contient 0,10 centigrammes de valérianate d'ammoniaque.

Dose : 4 à 6 par jour, le matin au réveil, le soir au coucher, loin des repas.

DRAGÉES DE VILLE

Composition : Chaque dragée contient :

Lactate de fer et manganèse.....	0.05	centigr.
Extrait de gentiane...............	0,012	milligr.
Sirop d'écorces d'oranges........	0,012	—
Extrait de réglisse anisée........	0,025	—

Doses : 4 à 8 par jour, aux repas.

DYSPEPTINE HEPP

Composition : Suc gastrique extrait de l'estomac du porc vivant.

Dose : 1 cuillerée à café à la fin de chaque repas.

E

EAU ANTILEUCORRHÉIQUE BLOTTIÈRE

Composition : A base de bichromate de potasse et d'hypochlorite de soude.

Dose : 1 cuillerée à café dans 250 grammes d'eau bouillie, pour faire des injections vaginales.

EAU HÉMOSTATIQUE ROYER

Composition : Eau obtenue par distillation de conifères et de labiées.

Indications : S'emploie pour le pansement des plaies et dans les écoulements vaginaux et rectaux.

EKTOGAN

Composition : Peroxyde de zinc agissant par dégagement d'oxygène à l'état naissant.

Mode d'emploi : S'emploie en poudre, pommade, gaze, tampons, ovules, bougies, crayons, en un mot on trouve tous les objets de pansements préparés à l'ektogan.

ÉLATINE BOUIN

Composition : Extrait balsamique concentré de sapin et goudron de Norwège.

Dose : De 1 à 3 cuillerées à café par jour, dans le liquide de boisson habituelle.

ÉLIXIR ALIMENTAIRE DUCRO

Composition : Préparé à l'aide de macération de viande crue, additionnée d'hypophosphite de soude et d'eau de vie ; le tout aromatisé à l'écorce d'oranges amères.

Dose : La dose moyenne est de 1 verre à liqueur à chaque repas. Pour les personnes qui refusent toute nourriture, une cuillerée toutes les 2 heures, pur ou ajouté à du bouillon ou de la tisane.

ÉLIXIR ANALEPTIQUE FERRUGINEUX PHOSPHATÉ DE MERCIER

Composition : Cet élixir contient par cuillerée à café :

Phosphate de fer.............. 0,05 centigr.
Chlorhydrophosphate de chaux. 0,20 —

Associés au quinquina et à la rhubarbe.

DOSE : 1 ou 2 cuillerées à café, à la fin de chaque repas.

ÉLIXIR ANTIBACILLAIRE DUPEYROUX

COMPOSITION : Cet élixir contient par cuillerée à soupe.

Créosote....................... 1 gr.
Glycérophosphate de chaux...... 0,50 centigr.
Iode bi-sublimé .... 0,015 milligr.
Tanin de la noix de galle........ 0,10 centigr.
Véhicule spécial................ 12,350 milligr.

DOSE : 1 cuillerée à soupe dans 1/2 verre de vin blanc ou rouge, ou d'eau, à la fin des repas, ou en lavements.

ÉLIXIR D'ANTIPYRINE LAROZE

COMPOSITION : Elixir aromatisé aux écorces d'oranges amères, contenant 1 gramme d'antipyrine par cuillerée à bouche. . .

DOSE ET MODE D'EMPLOI : Se prend pur ou délayé dans l'eau froide, aux mêmes doses que l'antipyrine.

ÉLIXIR AURIER

COMPOSITION : Chaque cuillerée à soupe contient :

Extrait de noyer................. 0,08 centigr.
Phosphate de chaux.............. 0,10 —
Iode............................ 0,03 —

DOSES : *Adultes*, 1 cuillerée à soupe trois fois par jour, au moment des repas.

Enfants, 1 cuillerée à dessert.

ÉLIXIR BALSAMO-DIURÉTIQUE DU Dʳ ADEL

COMPOSITION : Elixir à l'extrait de buchu, plante de la famille des Diosmées.

INDICATIONS : S'emploie contre les maladies des voies urinaires.

DOSE : 1 cuillerée à café 3 fois par jour entre les repas, dans 1/4 de verre d'eau ou de tisane. On peut aller à 8 cuillerées à café.

ÉLIXIR BONJEAN

COMPOSITION : Liqueur limpide de coloration rouge clair, à base d'éther associé à la menthe, aux zestes d'oranges amères, au cachou et à diverses essences.

INDICATIONS : S'emploie contre la gastralgie et les troubles digestifs.

DOSE : 1 verre à liqueur après les repas. Dans les cas sérieux, on prend 1 cuillerée à soupe d'heure en heure.

ÉLIXIR BOVEIL

COMPOSITION : Chaque cuillerée à bouche contient :

Pepsine......................	0,10 centigr.
Diastase.....................	0,05 —
Ether pur....................	0,10 —
Elixir parégorique...........	VIII gouttes.

DOSE : De 4 à 5 cuillerées à bouche par jour, 1 cuillerée à la fin de chaque repas, renouveler au besoin dans l'intervalle.

ÉLIXIR CRÉOSOTÉ BONNEFOND

COMPOSITION : Contient 0,10 centigrammes de créosote par cuillerée à soupe. Il est bien toléré par l'estomac, car la créosote se trouve en solution diluée et parfaite dans un liquide approprié (glycérine).

DOSE : De 1 à 3 cuillerées à soupe par jour dans de l'eau, de la tisane, ou mieux du lait chaud et sucré.

ÉLIXIR DERET

Composition : Solution vineuse d'iodure double de tanin et de mercure, dont 1 cuillerée à soupe correspond rigoureusement à 0,01 centigramme de bi-iodure de mercure.

Dose : De 1 à 2 cuillerées à soupe par jour.

ÉLIXIR DU Dr DUTREMBLAY

Composition : A base d'oxyhémoglobine glycophosphatée suroxygénée.

Dose : 1 cuillerée à soupe à la fin de chaque repas.

ÉLIXIR EUPEPTIQUE TISY

Composition : A base de pancréatine, diastase et pepsine, additionnées de sécrétine et d'entérokinase.

Doses : 1 à 2 cuillerées à soupe au commencement ou à la fin de chacun des deux principaux repas.

ÉLIXIR EUSTHÉNIQUE DU Dr PELLETAN

Composition : Elixir rappelant le goût de la chartreuse et contenant par verre à liqueur :

Pyrophosphate de fer.......... 0,20 centigr.
Seigle ergoté................. 0,10   —

Dose : 1 verre à liqueur avant ou après chaque repas.

ÉLIXIR FERRO-ERGOTÉ MANNET

Composition : Cet Elixir contient par cuillerée à café :

Ergot de seigle................ 0,05 centigr.
Citrate de fer ammoniacal...... 0,10   —

Dose : De 2 à 5 cuillerées à café par jour.

ÉLIXIR GIGON

Composition : A base de quina, colombo, coca et écorces d'oranges amères.

Doses : *Adultes*, un verre à liqueur avant ou après les repas.

Enfants, un demi-verre à liqueur.

ÉLIXIR GREZ

Composition : Préparation chlorhydropepsique additionnée de quina et coca.

Dose : Un verre à liqueur à la fin de chaque repas.

ÉLIXIR DU Dr HECQUET

Composition : Chaque cuillerée à bouche contient 0,10 centigrammes de sesquibromure de fer.

Dose : Un verre à liqueur 2 ou 3 fois par jour avant les repas.

ÉLIXIR HOUDÉ

Composition : Contient par 20 grammes :

Chlorhydrate de cocaïne	0,02	centigr.
Pepsine.........................	0,50	—
Pancréatine.....	0,10	—

Dose : Un verre à madère à la fin de chacun des deux principaux repas ; on peut en prendre également au moment des crises douloureuses.

ÉLIXIR MANNET IODURÉ·

Composition : Il en existe deux variétés :

1º *L'un à l'iodure de potassium.*

2º *L'autre à l'iodure de sodium.*

Ils sont dosés tous les deux à 1 gramme d'iodure par cuillerée à bouche, additionnés de salol, pour éviter les accidents de l'iodisme.

Dose : De 1 à 3 cuillerées à bouche aux repas.

ÉLIXIR MARIANI

Composition : Liqueur alcoolique trois fois plus chargée en principes extractifs de la feuille de coca que le vin de Mariani.

Dose : Un verre à liqueur après chaque repas.

ÉLIXIR DE PEPSINE MIALHE

Composition : Préparé par macération des muqueuses stomacales du porc ; une cuillerée à soupe contient en dissolution la dose de pepsine nécessaire à la digestion d'un repas.

Dose : *Adultes,* une cuillerée à bouche après chaque repas.

Enfants, une cuillerée à café.

ÉLIXIR PÉRUVIEN

Composition : A base de coca, kola, vanille, cacao, écorce d'oranges amères et glycérophosphate de chaux.

Dose : Un verre à liqueur après chaque repas.

ÉLIXIR POLYBROMURÉ BAUDRY

Composition : A base de bromures de potassium, de sodium et d'ammonium, associés au colombo. Chaque cuillerée à bouche contient 3 grammes de bromures.

Dose : De 1 à 3 cuillerées à bouche par jour, à prendre matin et soir.

ÉLIXIR POLYBROMURÉ YVON

Composition : Une cuillerée à bouche de 20 grammes renferme 3 grammes de bromures de potassium, de sodium et d'ammonium associés à des teintures amères et toniques.

Dose : De 1 ou 2 cuillerées à café à 1 à 3 cuillerées à bouche.

ÉLIXIR RABUTEAU

Composition : Chaque cuillerée à soupe contient 0,10 centigrammes de protochlorure de fer.

Dose : Une cuillerée à soupe à chaque repas.

ÉLIXIR SCHAFFNER

Composition : Elixir à base d'hémoglobine.

Dose : Un verre à liqueur après chaque repas.

ÉLIXIR TONI-FORMIQUE ROUSSEL

Composition : Dosé à 0,50 centigrammes de formiate de soude par cuillerée à dessert.

Dose : Suivant l'âge, on donne de 1 à 3 cuillerées à café, à dessert ou à soupe, au début des repas.

ÉLIXIR TONI-RADICAL BLOTTIÈRE

Composition : A base de racine de colombo de Ceylan entièrement dépourvue d'amertume.

Dose : 1 ou 2 verres à liqueur avant chaque repas.

ÉLIXIR TRIBROMURÉ MANNET

Composition : Chaque cuillerée à café contient un gramme de tribomure (potassium, sodium et ammonium), associé au salol pour éviter les accidents bromiques.

Dose : De 1 cuillerée à café à 3 cuillerées à soupe, suivant les besoins. Délayer dans un peu d'eau sucrée, manger avant et après un petit morceau de chocolat et le goût des bromures passe inaperçu.

ÉLIXIR VIRENQUE

Composition : Chaque cuillerée à soupe renferme :

Pepsine...................... 0,40 centigr.
Diastase..................... 0,40 —
Pancréatine .... 0,40 —

Dose : Un à deux verres à liqueur à chaque repas.

ÉLIXIR DE VIRGINIE DE NYRDAHL

Composition : A base d'hamamelis virginica et de capsicum brasiliense.

Indications : Contre les maladies du système veineux.

Dose : 2 verres à liqueur par jour, un à la fin de chaque repas pur ou coupé d'eau.

ÉLIXIR VITAL QUENTIN

Composition : A base d'extrait de feuilles de noyer, de coca, de colombo et de biphosphate de chaux.

Succédané de l'huile de foie de morue.

Dose : Un verre à liqueur au commencement ou à la fin de chaque repas.

ÉLIXIR ZIDAL

Composition : Dosé à 0,50 centigrammes de formiate de soude par cuillerée à bouche.

Dose : De 2 à 6 cuillerées à bouche par jour, au commencement des repas.

EMPLATRES CAVAILLÈS

Composition : Ce sont des emplâtres caoutchoutés souples, simples ou à tous médicaments : oxyde de zinc, vigo, rouge, etc.

Indications : Mode de pansement général et particulièrement usité dans la dermatologie.

Mode d'emploi : Découper l'emplâtre à la grandeur voulue, enlever la mousseline blanche et appliquer.

ÉMULSION BONNEFOND

Composition : A base de résine de pin mugho.

Indications : Remède contre la leucorrhée.

Dose : Deux cuillerées à soupe par litre d'eau pour injections vaginales.

ÉMULSION DEFRESNE

Deux préparations :

1º **Emulsion simple**.

COMPOSITION : Composée d'huile de foie de morue, de pancréatine en quantité juste suffisante pour assurer la stabilité de l'émulsion, d'eau additionnée d'une essence aromatique, d'une petite quantité d'iodure et de phosphate.

DOSE : Liquide de couleur crème, presque blanche, se prend à la dose de 1 cuillerée à bouche, pure ou délayée dans un peu d'eau, au commencement de chaque repas.

2º **Emulsion pancréatique**.

COMPOSITION : Crème composée d'huile de foie de morue complètement saponifiée par un excès de pancréatine ; blanche au début, se teinte en jaune clair dans la suite par l'action constante de la pancréatine sur l'huile.

DOSE : Se prend à la dose de 1 cuillerée à café dans un peu d'eau, au commencement de chaque repas.

ÉMULSION MARCHAIS

COMPOSITION : Chaque cuillerée à café contient :

Créosote...................... 0,10 centigr.
Baume de Tolu................. 0,20 —
Glycérophosphate de chaux...... 0,20 —

DOSE : De 3 à 6 cuillerées à café, dans un peu de lait ou de tisane.

ÉMULSION SCOTT

COMPOSITION : Elle contient pour 30 grammes :

Huile de foie de morue........,..... 15 gr.
Hypophosphites de chaux .... 0,30 centigr.
Hypophosphites de soude........ 0,15 —
Gommes et essences............. Q.S.
Glycérine..................... { Q.S. pour faire
Eau........................... { 30 gr. d'émulsion.

DOSE : De 1 cuillerée à café à 1 cuillerée à bouche après chaque repas.

ÉNERGÉTÈNES VÉGÉTAUX

COMPOSITION : Ce sont des extraits provenant du suc de plantes fraîches contenant la totalité des principes actifs à l'état même où ces principes existent dans le végétal vivant.

1 gramme d'un énergétène représente toujours 1 gramme de plante fraîche.

26 gouttes pèsent 1 gramme.

Il en existe plusieurs variétés.

1º **Energétène de digitale.**
DOSE : De 10 à 26 gouttes par jour.

2º **Energétène de Fleurs de colchique.**
DOSE : De 10 à 26 gouttes par jour.

3º **Energétène de genêt.**
DOSE : 26 gouttes, de 1 à 4 fois par jour.

4º **Energétène de muguet.**
DOSE : 26 gouttes, de 1 à 3 fois par jour.

5º **Energétène de sauge.**
DOSE : De 20 à 40 gouttes par jour.

6º **Energétène de valériane.**
DOSE : De 1 à 2 cuillerées à café par jour.

ÉNÉSOL

COMPOSITION : Ampoules de 2 centimètres cubes,

dosées à 0,03 centigrammes d'énésol par centimètre cube. L'énésol est du salicylarsinate de mercure.

MODE D'EMPLOI : Sont destinées à des injections intra-musculaires; on en injecte de 2 à 4 centimètres cubes par jour. Si l'ampoule est un peu trouble, la chauffer au bain-marie.

ENTÉROKINONE DE CHAIX

COMPOSITION : Ce sont des pilules dosées à 0,20 centigrammes d'entérokinone. Elles sont enrobées d'une substance inattaquable par le suc gastrique.

L'entérokinone est l'extrait de la macération des muqueuses du duodénum et du jéjunum du porc.

DOSE : De 2 à 4 pilules avant les repas.

ENTEROZYME CHEVRETTIN-LEMATTE

COMPOSITION : C'est le micro-ferment pur des laits caillés bulgares.

Il est plus actif que la levure de bière.

DOSE : 1 verre à madère avant les deux principaux repas.

ERGOTINE BONJEAN

Plusieurs préparations.

1° Ampoules.

Ampoules stérilisées pour injections hypodermiques ; 1 centimètre cube représente 1 gramme de seigle ergoté.

2° Dragées.

Dosées à 0,15 centigrammes par dragée.

3° Solution stérilisée.

Au dixième, pour ingestion stomacale.

ERGOTINE YVON

COMPOSITION : Solution stérilisée pour injections

hypodermiques ; un centimètre cube renferme 1 gramme d'ergot de seigle.

Dose : Une seringue de Pravaz par injection.

ÉTHER AMYL-VALÉRIANIQUE BRUEL

Composition : L'éther amyl-valérianique est le principe actif de la pomme de reinette, il est ici obtenu par synthèse et renfermé en capsules dosées à 0,15 centigrammes.

Indications : Ce médicament agit comme antispasmodique dans les névroses, et comme dissolvant des calculs dans les coliques hépatiques ou néphrétiques.

Dose : On prend de 8 à 10 capsules par jour, de 1 à 3 à la fois.

EUCALYPTINE LE BRUN

Composition : Eucalyptine, gaïacol et iodoforme. Deux préparations.

1o *Ampoules* pour injections sous-cutanées.

2o *Capsules*.

Dose : a) *Injection sous-cutanée*, une par jour.

b) *Capsules* de 4 à 8 par jour.

EUCALYPTOL RAMEL

Deux formes :

1o **Capsules.**

Composition : Elles contiennent chacune :

Eucalyptol .... 0,10 centigr.
Créosote...................... 0,10 —

Dose : On en prend de 5 à 10 par jour.

2o **Globules.**

Composition : Dosés à 0,20 centigrammes d'eucalyptol pur.

Dose : On en prend de 4 à 10 par jour.

EUGÉINE PRUNIER

COMPOSITION : Granulé contenant 0,10 centigrammes de phospho mannitate de fer par cuillerée à café.

DOSE : De 3 à 4 cuillerées à café par jour à prendre indifféremment avant ou après le repas.

EUKINASE

COMPOSITION : Elle est obtenue par macération des glandes digestives du porc.

Il en existe deux formes : a) *capsules*.

b) *granulé*, avec mesure accompagnant le flacon.

DOSES : Pour obtenir un effet digestif, il faut prendre 10 doses de granulé ou 10 capsules au commencement de chacun des deux principaux repas. Quand l'effet digestif est obtenu, prendre seulement 2 à 4 doses ou capsules pour le maintenir.

EUMICTINE LANCOSME

COMPOSITION : Capsules à base de santalol, d'urotropine-formine et de salol.

DOSE : De 6 à 12 capsules par jour, aux repas.

INDICATIONS : Contre les affections aiguës des voies urinaires.

EUPEPTIQUE MONAVON

COMPOSITION : Liqueur contenant par cuillerée à bouche :

Pepsine......................	0,50	centigr.
Diastase	0,20	—
Kola sans tanin pour ne pas précipiter la pepsine.......	0,06	—
Chlorhydrate de cocaïne......	0,005	mmg.

DOSE : 1 ou 2 verres à liqueur, à la fin de chaque repas.

EUPHORINE DU Dʳ CHABOUD

COMPOSITION : C'est un médicament liquide constituant un succédané de l'antipyrine.

DOSE : Une cuillerée à soupe au moment des crises douloureuses, une deuxième 20 minutes après la première.

Au-dessous de 6 ans, donner seulement une cuillerée à café.

EUPNINE VERNADE

COMPOSITION : Solution à base d'iodure de caféine dosée à 0,50 centigrammes par cuillerée à café.

DOSE : 1 à 2 cuillerées à café par jour, mélangées au potage, à du lait, de la bière ou de l'eau.

EUSÉCRÉTINE

COMPOSITION : Capsules à base de macération des glandes intestinales du porc.

DOSE : Contre la *constipation opiniâtre,* on prendra 6 à 8 capsules.

Contre la *constipation moyenne,* on se contentera de 4 à 6 capsules.

Deux des capsules se prennent à la fin du repas; les autres se prennent par capsule de 1/2 heure en 1/2 heure.

EXALGINE DEFRESNE

COMPOSITION : Cachets contenant chacun 0,10 centigrammes d'exalgine. Mêmes indications que l'antipyrine.

DOSES : 1 à 3 cachets par jour à intervalles de 1/4 d'heure; ou bien en 1 seule fois si l'on veut obtenir un effet intense.

5.

EXTRAIT DE CÉRÉALES ADRIAN

COMPOSITION : Liquide sans alcool. Reminéralisateur à base de graines des céréales suivantes : blé, orge, seigle, avoine, maïs et sarrazin.

DOSE : *Adultes*, 4 cuillerées à soupe par jour.

Enfants, 4 cuillerées à dessert.

MODE D'EMPLOI : Le plus simple est de l'ajouter à l'eau de boisson. On peut également le prendre pur avant ou après chaque repas, car il possède un goût agréable.

EXTRAIT DE MALT DÉJARDIN

COMPOSITION : Liquide constituant un extrait de bière diastasée et phosphatée.

DOSE : Un verre par jour, en une ou deux fois, à prendre pur ou de préférence mélangé à de la bière ordinaire.

EXTRAIT DE MALT PHÉNIX

COMPOSITION : Liquide constituant une bière concentrée.

DOSE : Un verre par jour.

EXTRAIT DE MALT TOURTAN

COMPOSITION : Extrait de malt très peu alcoolique fabriqué à la brasserie Tourtel de Tantonville.

DOSE : Pur à la dose d'un demi-verre, un quart d'heure avant les repas et coupé avec de l'eau ou de la bière aux repas.

F

FARINE LACTÉE NESTLÉ

COMPOSITION : Farine ayant pour base le lait des vaches suisses.

Mode d'emploi : Faire cuire pendant quelques minutes en remuant constamment. On emploie une cuillerée à bouche avec 10 cuillerées d'eau, pour obtenir un lait facile à faire boire dans un biberon. Une cuillerée à bouche et cinq cuillerées d'eau donnent une bouillie un peu consistante.

Ne jamais employer le lait comme délayant.

FARINE MALTÉE DEFRESNE

Composition : Farine alimentaire pour l'alimentation des enfants.

Mode d'emploi : Délayer peu à peu la valeur d'une cuillerée à bouche dans sept fois son poids d'eau. Laisser cuire quelques instants.

FARINE SAMSON

Composition : Farine à base de phosphates naturels, préparée avec les graines de blé, le malt d'avoine, la farine de lentilles et du sucre de lait vanillé.

Dose et mode d'emploi : 5 à 10 cuillerées ; on la cuit dans du lait, de l'eau ou tout autre véhicule.

FÉCULOPLASME CAVAILLÈS

Composition : Cataplasme instantané à base de fécule de pommes de terre.

Mode d'emploi : Tremper dans l'eau bouillante au moment de s'en servir.

FER BARMY

Composition : Préparation liquide dosée à 0,15 centigrammes de citrate de fer phosphaté par cuillerée à soupe.

Dose : 1 à 2 cuillerées à la fin de chaque repas.

FER BRAVAIS

Composition: Combinaison de fer et d'oxygène en gouttes concentrées.

Dose: *Adultes*, de 12 à 15 gouttes, on peut même aller jusqu'à 20.

Enfants, une goutte par année d'âge.

On les prend dans un peu d'eau ou sur un morceau de sucre.

FER GLASSER

1º **Ampoules.**

Pour injections hypodermiques, dosées à 0,03 centigrammes de cacodylate de fer par centimètre cube.

2º **Granules.**

Composition: Dosés à 0,25 milligrammes de cacodylate de fer par granule.

Dose : La dose est de 2 à 10 en 24 heures, aux repas.

3º **Liqueur.**

Composition : Dosée à 0,01 centigramme de cacodylate de fer par goutte.

Dose : La dose est de 10 à 25 gouttes dans un peu d'eau.

FER MARTIAL BODIN

Composition : Granulé d'oxyde ferro-manganique soluble et glycérophosphate de soude.

Dose : 2 à 3 cuillerées à café aux repas.

FER QUEVENNE

Composition : Fer réduit par l'hydrogène ; au contact du suc gastrique, il se décompose en donnant du fer naissant immédiatement assimilable.

Il existe sous trois formes :

1º **Poudre.**

2º **Dragées.**

COMPOSITION : Dosées à 0,05 centigrammes.

3º **Pastilles ohocolatées.**

COMPOSITION : Dosées à 0,025 milligrammes.

DOSE : La dose moyenne est de 0,10 centigrammes par jour; soit pour la poudre une cuillerée-mesure jointe au flacon; deux dragées, ou quatre pastilles chocolatées.

FERMENT PUR DE RAISINS DE JACQUEMIN

COMPOSITION : Ferment pur des raisins des pays chauds.

DOSE : Deux verres à liqueur par jour, une heure avant les repas. A prendre dans un demi-verre d'eau sucrée avec un demi-morceau de sucre scié. Le sucre est nécessaire pour l'évolution des levures et, employé par elles, il peut être pris par les diabétiques.

FERMENT RADIUM DU Dr LE TANNEUR

COMPOSITION : Ferment tiré des minéraux et remplaçant les divers ferments ou levures.

DOSE : *Adultes*, de 20 à 25 gouttes 2 fois par jour dans une cuillerée d'eau, au moment des repas.

Enfants, 5 à 10 gouttes suffisent.

FERMENTS ORGANIQUES ZÉVOR

COMPOSITION : Comprimés préparés avec les ferments naturels des glandes de l'organisme.

1º **Ferments digestifs.**

DOSE : 2 à 4 comprimés au milieu de chacun des deux principaux repas.

2º **Ferments entériques.**

DOSE : 2 à 4 comprimés avec un peu d'eau, après les deux principaux repas.

3º **Ferments capsulaires.**

DOSE : 1 à 2 comprimés matin et soir, au moment des repas.

Pour l'usage externe, délayer 1 ou 2 comprimés dans de l'eau tiède pour faire une solution contre les hémorragies externes.

4º **Ferments thyroïdiens.**

DOSE : 1 à 2 comprimés matin et soir.

5º **Ferments mammaires.**

DOSE : 4 à 8 comprimés dans les 24 heures.

6º **Ferments hépatiques.**

DOSE : 8 à 10 comprimés dans les 24 heures.

7º **Ferments reiniques.**

DOSE : 6 à 12 comprimés dans les 24 heures.

8º **Ferments ovariques.**

DOSE : 6 à 12 comprimés par jour.

9º **Ferments placentaires.**

DOSE : 2 à 5 comprimés par jour.

FERRICODILE

COMPOSITION : Ampoules injectables, dosées à 0,05 centigrammes de cacodylate ferrique.

DOSE : Une injection pendant huit jours, période de repos et reprise des injections.

FERROCODILE

COMPOSITION : Pilules dosées à 0,025 milligrammes de cacodylate ferreux.

DOSE : 4 pilules par jour aux repas.

FERROXYLINE ÉPARVIER

COMPOSITION : Ouate hémostatique aseptisée, à base de fer et d'analgésine.

INDICATIONS : Pour arrêter l'hémorragie consécutive à l'extraction des polypes, des dents, des coupures, des blessures, des sangsues, etc.

FERRUGINE MALTO-PHOSPHATÉE

COMPOSITION : Préparation liquide renfermant par verre à madère :

Maltose......................	1	gr.
Substances azotées...........	0,75	centigr.
Phosphate de chaux...........	0,10	—
Phosphate de fer........	0,01	—

DOSE : 2 à 3 verres à madère par jour, après les repas.

FIGADOL

Il existe deux préparations :

1° **Vin de Figadol.**

COMPOSITION : 1 cuillerée à soupe représente 2 cuillerées à soupe d'huile de foie de morue.

2° **Capsules de Figadol.**

COMPOSITION : 1 capsule représente 2 cuillerées à bouche d'huile de foie de morue.

DOSE : On prend tous les jours 1 cuillerée à soupe de vin ou 1 capsule, le moment est indifférent.

FLUIDBOS

COMPOSITION : Préparation liquide de suc frais de viande pasteurisé à froid, chaque cuillerée à bouche représente 120 grammes de pulpe de viande crue.

DOSE : De 1 à 4 cuillerées à bouche, pure ou bien dans du bouillon, ou de l'eau sucrée.

FLUID LISTÉROL

Composition : Liquide antiseptique composé, à base de diverses essences antiseptiques combinées aux acides formique, benzoïque, borique, salicylique et au résorcinate de thymol.

Indications : Employé surtout pour l'antisepsie de la peau et des muqueuses.

Dose : 1 cuillerée à soupe par litre d'eau.

FORMAGNOL BOUTY

Composition : Médicament à base de formiate de soude.

Trois préparations :

1o **Ampoules injectables.**

Dose : 1 par jour.

2o **Gouttes.**

Dose : 40 gouttes par 24 heures, représentant 2 grammes de formiate.

3o **Granulé.**

Dose : 2 mesures par 24 heures ; la mesure représente un gramme de formiate de soude.

FORMIATE DELAIRE

Deux préparations :

1o **Comprimés.**

Composition : Dosés à 0,50 centigrammes de formiate de soude par comprimé.

Dose : On en prend 4 à 8 par jour ; il faut avaler sans faire dissoudre.

2o **Gouttes concentrées.**

Composition : Chaque goutte renferme 0,02 centigrammes de formiate de soude ; à chaque flacon est joint un compte-gouttes calibré.

Dose : On prend 4 fois par jour 25 à 50 gouttes dans un peu d'eau sucrée.

FORMINOL

Composition : Liquide incolore à base d'aldéhyde formique, de castoreum, d'acide pyroligneux et d'essence de mandarines.

Indications : Surtout employé pour l'hygiène vaginale.

Dose : 1 cuillerée à bouche par 2 litres d'eau tiède.

FORMISODINE BOVEIL

Composition : Capsules dosées à 0,25 centigrammes de formiate de soude.

Dose : 8 à 12 capsules par jour, en 2 ou 3 fois, au commencement des repas.

FRUCTALINE LOGEAIS

Composition : Dragées à base de trixis fructicosa.

Dose : *Laxative :* une dragée le soir au coucher, une deuxième le matin au lever; *purgative :* deux le soir, autant le matin.

FRUIT DE KHARU

Composition : Bonbons à base de fruit de kharu. Employés comme laxatifs.

Dose : 1 à 2 bonbons le soir, au coucher.

FUCOGLYCINE GRESSY

Composition : Produit végétal se présentant sous la forme d'un sirop extrait des algues marines et additionné de brome, d'iode et de phosphore. C'est un succédané de l'huile de foie de morue.

Dose : *Enfants,* 1 ou 2 cuillerées à café.

Adultes, 1 ou 2 cuillerées à soupe, à prendre pure ou étendue d'eau, 10 minutes avant les repas.

G

GADIODINE

Composition : Huile de foie de morue superiodée à 4 grammes d'iode par litre.

Dose : De 1 à 6 cuillerées à soupe, de préférence aux repas.

GAÏACOL IODOFORMÉ SÉRAFON

Deux préparations :

1º **Ampoules** pour injections hypodermiques.

Composition : Chaque ampoule de 1 centimètre cube contient :

Gaïacol absolu...................	0,05	centigr.
Iodoforme......................	0,01	—

2º **Capsules.**

Composition : Chaque capsule contient :

Gaïacol........................	0,05	centigr.
Eucalyptol.....................	0,10	—
Iodoforme	0,02	—

Dose : 1 capsule avant chaque repas, pendant les 3 premiers jours, puis 2 et enfin 3, au bout de quelques jours.

GAÏACOL MERCIER

Diverses préparations :

1º **Capsules antiseptiques.**

Composition : Chaque capsule contient :

Gaïacol....................	0,05	centigr.
Eucalyptol.................	0,05	—
Iodoforme..................	0,02	—
Huile de faines......	0,15	—

Dose : 2 à 3 capsules à chaque repas.

2º **Capsules au gaïacol.**

COMPOSITION : Chaque capsule contient :

Gaïacol	0,05 centigr.
Huile de faînes.................	0,20 —

DOSE : 3 capsules à chaque repas.

3º **Injections hypodermiques.**

COMPOSITION : Solution contenant par centimètre cube :

Gaïacol.....................	0,05 centigr.
Iodoforme...................	0,01 —

4º **Solution Mercier.**

COMPOSITION : Elle contient par cuillerée à bouche :

Gaïacol	0,05 centigr.
Chlorhydrophosphate de chaux.	0,10 —

DOSE : La dose est de 1 cuillerée à soupe avant chaque repas.

GAIACOPHOSPHAL CLIN

COMPOSITION : Le gaïacophosphal est du phosphite neutre de gaïacol contenant 92 0/0 de gaïacol et 7 0/0 de phosphore organique assimilable.

Trois préparations :

1º **Capsules.**

COMPOSITION : Enrobées au gluten et dosées à 0,15 centigrammes de gaïacophosphal cristallisé par capsule.

DOSE : 2 à 6 capsules par jour.

2º **Solution.**

COMPOSITION : Titrée à 0,10 centigrammes de gaïacophosphal par cuillerée à café.

DOSE : Elle s'administre à la dose de 2 à 6 cuillerées à café par jour dans un peu de lait avant les repas.

Elle peut se prendre aussi en lavements.

4° **Tubes stérilisés** pour injections hypodermiques.

Composition : Titrés à 0,05 centigrammes par centimètre cube.

GARGARISME SEC DU Dr WILLIAMS

Composition : Pastilles contenant chacune :

Extrait de suc de mûres.........	0,10	centigr.
Extrait de roses.................	0,10	—
Chlorhydrate de cocaïne.........	0,001	mmg.
Borate de soude.................	0,05	centigr.
Sucre..........................	Q. S.	

Dose : De 8 à 10 pastilles par jour.

GASTÉRINE

Composition : Suc gastrique secrété par l'estomac vivant du chien, isolé d'après la méthode du Dr Frémont.

Dose : 1 à 4 cuillerées à soupe dans du bouillon, de la bière, avant et pendant le repas.

GASTRICINE DU Dr DUHOURCAU

Composition : Suc gastrique artificiel concentré renfermant tous les éléments naturels du suc gastrique.

Dose : Se prend par cuillerées à café, étendues dans de l'eau, de la bière, du thé, etc., avant, pendant, ou après les repas.

GASTROZYMASE DU Dr COUDER

Composition : Suc naturel prélevé sur l'estomac du porc vivant.

Dose : Par cuillerée à café dans le liquide de boisson ordinaire, avant ou après les repas.

GELÉE ANTI-DIARRHÉIQUE LUMIÈRE

Composition : En flacons d'une contenance de 30 grammes, remplis d'une gelée titrée à 1/10 de gélatine. Chaque flacon de 30 grammes représente donc 3 grammes de gélatine.

Dose : De 1 à 5 flacons par jour; faire liquéfier au bain-marie et mélanger le contenu liquéfié au lait du biberon.

Faire prendre avec un peu d'eau sucrée aux enfants nourris au sein.

GEMME SAPONINÉE LAGASSE

Composition : Emulsion à la résine de pin maritime et à divers antiseptiques.

Indications : Pour lavages des plaies et injections vaginales.

Dose : 1 cuillerée à bouche par litre d'eau bouillie.

GLASSER-RHÉNATE DE SOUDE

Composition : Le glasser-rhénate de soude est du monométhylarsinate de soude.

Trois préparations :

1º **Ampoules.**

Composition : Ampoules pour injections hypodermiques dosées à 0,50 centigrammes de glasser-rhénate.

2º **Granule.**

Composition : Dosés à 0,02 centigrammes par granule.

Dose : 2 à 3 par jour aux repas.

3º **Liqueur.**

Composition : Elle contient 0,01 centigramme par cinq gouttes.

Dose : On en prend 5 à 12 gouttes deux fois par jour aux repas, dans un demi-verre de la boisson habituelle.

GLOBULES DUQUESNEL

Composition : Globules à enveloppe de gluten renfermant le principe amer de l'absinthe, à l'état pâteux.

Dose : De 3 à 6 globules, 1/4 d'heure avant les repas, deux fois par jour.

GLOBULES DU Dr FUMOUZE

Globules glutinisés préparés à divers médicaments :

1º **Globules au chlorhydrate d'héroïne.**

Composition : Dosés à 0,003 milligrammes.

Dose : De 2 à 10 par 24 heures.

2º **Globules à l'Helmitol Bayer.**

Composition : Dosés à 0,40 centigrammes.

Indications : L'helmitol est un désinfectant urinaire.

Dose : On en prend de 3 à 4 par jour, 6 au maximum.

3º **Globules au tannigène.**

Composition : Dosés à 0,25 centigrammes.

Dose : La dose de tannigène est de 0,50 centigrammes à 1 gramme 2 ou 3 fois par jour.

4º **Globules à la théocine.**

Composition : Dosés à 0,15 centigrammes.

Indications : La théocine est un diurétique.

Dose : La dose de théocine est de 0,15 à 0,45 centigrammes par dose; on peut prendre 3 ou 4 fois par jour cette dose. Jamais à jeun.

GLOBULES NÉVROSTHÉNIQUES DE GRAS

Composition : A base d'éthérolé de valériane et de castoreum.

Dose : 2 à 4 avant les repas, ou 2 heures après.

GLOBULES TÆNIFUGES DE SÉCRÉTAN

COMPOSITION : Extrait éthéré des rhizomes frais de la fougère mâle des Vosges.

DOSE : 12 capsules prises le matin à jeun, de 5 minutes en 5 minutes.

GLUTACIDES GOURMAND

COMPOSITION : Acide tartrique enrobé au gluten.

INDICATIONS : Sont employés comme laxatifs et stimulants des glandes digestives.

DOSE : 2 à 4 globules aux repas.

GLUTINES CHABRE

COMPOSITION : Capsules au gluten contenant :

Iodure de potassium..........	0,125	milligr.
Iodure de sodium.............	0,125	—

DOSE : De 2 à 8 par jour.

GLUTO-BULLES JOUGLA

COMPOSITION : Globules dosés à 0,25 centigrammes d'iodure de potassium, enrobés au gluten.

DOSE : De 2 à 8 par jour.

GLYCÉRICONES KÜGLER

COMPOSITION : Suppositoires à enveloppe de beurre de cacao contenant de la glycérine pure à l'état liquide. Il en existe de trois grandeurs, pour *adultes*, pour *enfants*, pour *bébés*.

GLYCÉRO-DALLOZ

COMPOSITION : Granulé dosé à 0,30 centigrammes de glycérophosphate de chaux par cuillerée à café.

DOSE : 1 à 2 cuillerées à café, au commencement de chaque repas.

GLYCÉRO-KOLA ANDRÉ

COMPOSITION : Granulé contenant par 5 grammes ou cuillerée à café :

Kola..........................	0,50 centigr.
Glycérophosphate de chaux.....	0,25 —
Coca..........................	0,25 —

DOSE : 1 cuillerée à café avant chaque repas.

GLYCÉROLÉCITHINE CORDIER FORMIATÉE

COMPOSITION : Granulé contenant par cuillerée à café :

Glycérophosphate de chaux.......	0.30 centigr.
Lécithine	0,05 —
Formiate de manganèse..........	0,10 —

DOSE : 1 cuillerée à café 2 ou 3 fois par jour, aux repas.

GLYCÉROMÉTHYLARSINÉ FERRÉ

COMPOSITION : Granulé renfermant par mesure jointe au flacon :

Méthylarsinate disodique.........	0,01 centigr.
Glycérophosphate de chaux........	0,15 —
Glycérophosphate de magnésie....	0,15 —

DOSE : 1 cuillerée à café, ou 1 mesure, 1, 2 ou 3 fois par jour aux repas.

GLYCÉROPHOSPHATE DE CHAUX CRÉOSOTÉ DE TROUETTE

COMPOSITION : Cachets contenant chacun :

Glycérophosphate de chaux.......	0,25 centigr.
Carbonate de créosote...........	0,03 —

DOSE : 2 ou 3 cachets par jour, aux repas.

GLYCÉROPHOSPHATE DE CHAUX GRANULE BONJEAN

COMPOSITION : Granulé, dosé à 0,20 centigrammes de glycérophosphate par cuillerée à café.

DOSE : 3 à 4 cuillerées à café par jour.

GLYCÉROPHOSPHATES BRUEL

Quatre préparations :

1º **Elixir.**

COMPOSITION : Il contient par cuillerée à café :

Glycérophosphate acide de sodium.	0,30 centigr.
Glycérophosphate acide de chaux..	0,12 —
Glycérophosphate acide de magnésie	0,08 —
Sulfate de strychnine.............	3/10e de mmg.
Elixir de stonghton..............	75 gouttes.

DOSE : On en prend 1 cuillerée à café, 2 ou 3 fois par jour.

2º **Granulé.**

COMPOSITION : Il contient 0,30 centigrammes de glycérophosphate acide de chaux par cuillerée à café.

DOSE : 1 à 3 cuillerées à café par jour.

3º **Sirop.**

COMPOSITION : Il contient par cuillerée à soupe :

Glycérophosphate acide de chaux.....	0,30 centigr.
Glycérophosphate acide de magnésie.	0,10 —

DOSE : 1 cuillerée à soupe matin et soir.

4º **Solution injectable** pour injections hypodermiques.

COMPOSITION : Dosée à 0,30 centigrammes de glycérophosphate neutre de soude par centimètre cube.

GLYCÉROPHOSPHATE SCHAFFNER

COMPOSITION : Granulé dosé à 0,30 centigrammes de glycérophosphate de chaux par cuillerée à café.

DOSE : 2 à 3 cuillerées à café par jour.

GARDETTE. — Formulaire des spécialités.   6

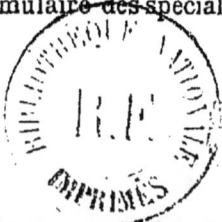

GLYCÉROPHOSPHATES EFFERVESCENTS
LE PERDRIEL

Il en existe trois préparations :

1° **Glycérophosphate de chaux granulé.**

Composition : Dosé à 0,30 centigrammes par mesure jointe au bouchon.

Dose : La dose est de 2 à 3 mesures par jour.

2° **Glycérophosphate de soude granulé.**

Composition : Dosé à 0,30 centigrammes par mesure jointe au bouchon.

Dose : La dose est de 2 à 3 mesures par jour.

3° **Glycérophosphate de fer granulé.**

Composition : Dosé à 0,20 centigrammes par mesure jointe au flacon.

Dose : La dose est de 2 à 3 mesures par jour.

GLYCÉROPHOSPHATES FOURNIER

Plusieurs préparations.

1° **Sirop Fournier tonique glycérophosphaté.**

Composition : A base de sirop de cerises, contenant par cuillerée à soupe :

Glycérophosphates associés de chaux, magnésie, potasse et soude......................	0,60 centigr.
Glycérophosphate de fer.........	0,05 —
Noix vomique	0,01 —

Il contient également de la pepsine, de la maltine et de la noix de kola.

Dose : De 1 cuillerée à dessert à 1 cuillerée à soupe matin et soir, aux repas. Ne doit pas être pris pur, mais dans un demi-verre de la boisson habituelle.

2° **Dragées Fournier glycérophosphatées.**

Composition : Elles sont à base de glycérophosphate

de fer et de manganèse et contiennent les mêmes adjuvants que le sirop (pepsine, maltine, noix de kola et noix vomique).

Dose : On prend 1 ou 2 dragées au milieu de chacun des deux principaux repas.

3° Granulés Fournier glycérophosphatés.

Composition : une mesure est jointe au flacon et chacune d'elles contient exactement le même dosage de principes actifs que la cuillerée à soupe de sirop.

Dose : une mesure matin et soir aux repas, dans un demi-verre de la boisson habituelle.

4° **Solution Fournier glycérophosphatée**, pour injections hypodermiques.

Il existe :

a) *Solution n° 1*, en ampoules de couleur blanche, dosées à 0,30 centigrammes de glycérophosphate de soude.

b) *Solution n° 3*, en ampoules de couleur rose, contenant un mélange de glycérophosphate de soude et de fer.

Les solutions n° 2 et n° 4, qui contenaient du glycérophosphate de chaux, ont été supprimées en raison de l'instabilité des solutions concentrées de glycérophosphate de chaux.

GLYCÉROPHOSPHATES FREYSSINGE

Plusieurs préparations.

1° Glycérophosphate de chaux.

a) *Solution* dosée à 0,50 centigrammes par cuillerée à soupe.

Dose : 1 ou 2 cuillerées à soupe par jour, aux repas.

b) *Granulé,* dosé à 0,25 centigrammes par cuillerée à café.

Dose : 2 à 4 cuillerées à café par jour, aux repas.

2º **Glycérophosphate de soude.**

a) *Solution*, dosée à 0,50 centigrammes par cuillerée à soupe.

Dose : 1 ou 2 cuillerées à soupe par jour, aux repas.

b) *Granulé*, dosé à 0,25 centigrammes par cuillerée à café.

Dose : 2 à 4 cuillerées à café par jour, aux repas.

3º **Glycérophosphate de fer.**

Composition : En dragées contenant chacune :

Glycérophosphate de fer........	0,10	centigr.
Extrait de quinquina............	0,05	—
Extrait de rhubarbe.............	0,05	—

Dose : 2 à 4 dragées par jour, aux repas.

GLYCÉROPHOSPHATES ROBIN

Plusieurs préparations :

1º **Comprimés effervescents.**

Composition : Chaque comprimé contient 0,25 centigrammes de glycérophosphate de chaux.

Dose : Mettre 2 à 3 comprimés dans un peu d'eau, pour avoir une solution gazeuse.

Ils ne contiennent pas de sucre et peuvent être pris par les diabétiques.

2º **Glycéro injectable Robin.**

En ampoules de 1 centimètre cube, dosées à 0,20 centigrammes de glycérophosphate de soude.

3º **Granulé.**

Composition : Dosé à 0,30 centigrammes de glycérophosphate de chaux par cuillère-mesure en aluminium, jointe au flacon.

Dose : 2 à 3 cuillerées-mesure par jour aux repas.

GLYCOGÈNE ADRIAN

1º **Ampoules.**

COMPOSITION : Dosées à 0,10 centigrammes par centimètre cube.

DOSE : 1 injection par jour.

2o **Pilules.**

COMPOSITION : Dosées à 0,05 centigrammes par pilule.

DOSE : On en prend 4 à 6 par jour en deux fois, aux repas.

GLYCOGÈNE CLIN

1o **Capsules.**

COMPOSITION : Elles sont enrobées au gluten et dosées à 0,20 centigrammes de glycogène par capsule.

DOSE : De 3 à 5 capsules par jour.

2o **Granulé.**

COMPOSITION : Dosé à 0,20 centigrammes de glycogène par cuillerée à café.

DOSE : De 3 à 5 cuillerées à café par jour.

On ne prescrira pas cette forme aux diabétiques, car elle contient un peu de sucre.

3o **Tubes stérilisés.**

COMPOSITION : Ampoules de 1 centimètre cube, dosées à 0,05 centigrammes de glycogène.

DOSE : 1 ou 2 injections par jour.

GLYCOGÈNE DU Dr DE NITTIS

1o **Ampoules.**

COMPOSITION : Dosées à 0,10 centigrammes de glycogène par ampoule de 1 centimètre cube.

DOSE : Une injection tous les jours.

2o **Capsules.**

COMPOSITION : Dosées à 0,05 centigrammes de glycogène par capsule.

DOSE : De 5 à 10 capsules par jour.

6.

GLYCOMORRHUUM FAUDON

Composition : A base de glycérophosphate et d'hypo-phosphites ; succédané de l'huile de foie de morue, dont il contient tous les principes actifs.

Dose : 2 cuillerées à soupe par jour.

GLYCO-PHÉNIQUE DU Dʳ DÉCLAT

Composition : Solution d'acide phénique pur, titrée à 10 pour 100.

Mode d'emploi : S'emploie additionné de plus ou moins d'eau, suivant les cas.

GLYCOPHOSPHATES GRANULÉS ASTIER

Composition : Chaque cuillerée à café contient 0, 20 centigrammes de glycérophosphates associés de chaux, de soude, de magnésie, de fer et de potasse.

Dose : 2 cuillerées à café par jour aux repas.

GLYCOPHOSPHONE ALBERTINI

Composition : Préparation liquide à base de peptone iodée et de glycérophosphates de fer et de chaux.

Chaque cuillerée à bouche représente en poids la valeur nutritive de 50 grammes de viande de bœuf et la valeur thérapeutique d'un verre d'huile de foie de morue.

Dose : 2 à 3 cuillerées par jour.

GLYCOVULES TISSOT

Ovules à la glycérine solidifiée et à tous médica-ments.

Un ovule tous les soirs au coucher.

GLYKOLÄINE LAURENT

Composition : Granulé contenant par cuillerée à

café tous les éléments constitutifs de la kola naturelle, additionnés de 0,25 centigrammes de glycérophosphate de chaux.

Dose : 1 ou 2 cuillerées à café par repas.

GLYPHOSPHATES G. CHANTEAUD

Composition : Granulé à base des quatre glycérophosphates de chaux, de soude, de fer et de magnésie.

Dose : 2 à 3 cuillerées à café par jour.

GOMÉNOL

Composition. — C'est un antiseptique à base d'essence extraite du malaleuca viridiflora.

Plusieurs préparations :

1º **Goménol pur.**

S'emploie en inhalations, pulvérisations et pour les pansements.

2º **Eau goménolée.**

Une cuillerée à café par litre d'eau, pour lavages antiseptiques.

3º **Capsules.**

Indication : Contre les bronchites et les affections du rein.

Dose : De 4 à 16 par jour.

4º **Huiles goménolées.**

A 10 et 20 0/0 pour instillations de la vessie.

A 20 et 33 0/0 pour injections hypodermiques.

A 50 0/0 pour lavements.

Il existe également du sirop au goménol, des pâtes (bonbons) au goménol et de l'onguent goménolé.

GOSIÉRINE DALLOZ

Composition : Dragées contenant chacune :

Menthol........   0,02   centigr.
Cocaïne.......... ....   0,001 milligr.
Borate de soude..............   0,10   centigr.

Dose : 6 à 8 dragées par jour.

GOUDRON FREYSSINGE

Composition : Liqueur obtenue par concentration de l'eau de goudron du Codex.

Dose et Mode d'emploi : En *boisson*, 2 cuillerées par litre pour faire de l'eau de goudron.

En *lotions, injections, pulvérisations*, dans la proportion de 1 partie de goudron pour 2 ou 3 parties d'eau.

GOUDRON GUYOT

Composition : Liqueur de goudron végétal associé au carbonate de soude.

Dose : 2 cuillerées à soupe par litre, pour faire de l'eau de goudron.

GOUTTES AMÈRES DE GIGON

Composition : Elles reproduisent la formule exacte des gouttes amères de Baumé.

Dose : 4 à 5 gouttes avant les deux principaux repas.

GOUTTES LIVONIENNES DE TROUETTE-PERRET

Composition : Capsules contenant chacune :

Créosote de hêtre..............   0,05   centigr.
Goudron de Norwège..........   0,075 milligr.
Baume de Tolu   0,075   —

Dose : 2 capsules à chacun des deux principaux repas.

GOUTTES MÉTHYLARSINIQUES FRAISSE

Composition : Solution de méthylarsinate de soude au 1/10e ; 25 gouttes contiennent 0,05 centigrammes de méthylarsinate.

Dose : De 10 à 30 gouttes par jour.

GRAINS AMERS DE BAUMÉ DE GIGON

Composition : Chaque granule correspond à 2 gouttes amères.

Dose : De 1 à 3 grains amers 1/4 d'heure avant chaque repas.

GRAINS D'AURYAN

Composition : Granules laxatifs à base de cascara sagrada, de fleurs de pêcher et de bourdaine.

Dose : De 1 à 4 le soir, en se couchant.

GRAINS DE CROS

Composition : Granules enrobés à la kératine et au gluten, ne se dissolvant que dans l'intestin. Chaque granule contient :

Podophyllin	0,01	centigr.
xtrait de cascara sagrada	0,01	—
Extrait de belladone	0,005	milligr.
Essence d'anis	1 goutte.	

Dose : 2 à 4 au repas du soir, ou au moment de se coucher.

GRAINS DE SANTÉ DU Dr FRANCK

Composition : Chaque granule contient :

Aloës	0,06	centigr.
Gomme-gutte	0,03	—
Acide borique	0,04	—

Dose : 2 à 3 grains le soir, avant de se coucher.

GRAINS DU Dᵣ SÉBASTIEN

COMPOSITION : Grains laxatifs à base de jalap et de magnésie.

DOSE : De 1 à 5 le soir, en se couchant, avec un verre d'eau ou une tasse de tisane.

GRAINS DE VALS

COMPOSITION : Grains laxatifs à base de podophyllin, de cascara sagrada et de bourdaine.

DOSE : 1 à 2 le soir aux repas, ou bien en se couchant.

GRAINS DE VIE DE CLÉRAMBOURG

COMPOSITION : Grains laxatifs à base d'aloës, d'extrait de quinquina, de cannelle et de miel.

DOSE : 1 ou 2 grains le soir au repas, ou avant de se coucher.

GRANULÉ DELAIRE IODOTANNIQUE

COMPOSITION : Granulé contenant par 3 mesures, ou cuillerées à café :

Iode....................................... 0,05 centigr.
Tanin...................................... 0,10   —

DOSE : 3 mesures jointes au flacon ou 3 cuillerées à prendre avant chacun des deux principaux repas avec un peu d'eau.

GRANULÉ LEBRUN

1º **Granulé de formiate de soude.**

COMPOSITION : Dosé à 0,50 centigrammes de formiate de soude par cuillerée à café.

DOSE : La dose est de 2 à 4 cuillerées à café par jour aux repas.

2º **Granulé composé.**

COMPOSITION : Chaque cuillerée à café contient 0,25 centigrammes de chacun des formiates suivants : chaux, potasse et soude.

DOSE : 1 à 3 cuillerées à café par jour aux repas.

GRANULÉS MENTEL

Il en existe trois variétés :

1o **Granulé Mentel à la rhubarbe.**
COMPOSITION : A base de poudre de rhubarbe de Chine.
DOSE : 2 à 3 cuillerées à café.

2o **Granulé Mentel au bismuth.**
COMPOSITION : A base de poudre de sous-nitrate de bismuth.
DOSE : 3 à 5 cuillerées à café.

3o **Granulé Mentel au Kousso.**
COMPOSITION : A base de poudre de kousso.
DOSE : 2 à 3 cuillerées à café.

GRANULÉ DU Dr MOUSSAUD

COMPOSITION : Granulé aux stigmates de maïs; chaque cuillerée à bouche représente 2 grammes 40 centigrammes d'extrait de stigmates.
DOSE : 1 à 3 cuillerées à soupe par jour, dans la boisson habituelle.

GRANULÉ REYNAUD

COMPOSITION : Chaque cuillerée à café contient 0,01 centigramme de méthylarsinate de soude associé aux principes actifs du quinquina et de la noix de kola.
DOSE : 2 à 3 cuillerées à café par jour.

GRANULÉ DES TROIS TONIQUES FREYSSINGE

COMPOSITION : Granulé à base de quinquina, de kola et de coca.

Dose : 3 à 4 cuillerées à café par jour.

GRANULES ANTIMONIAUX DU Dʳ PAPILLAUD

Composition : Granules dosés à 1 milligramme d'arséniate d'antimoine.

Dose : De 2 à 8 granules par jour.

GRANULES ANTIMONIAUX FERREUX DU Dʳ PAPILLAUD

Composition : Granules dosés à 1 milligramme d'arséniate d'antimoine, associé au fer.

Dose : De 2 à 8 granules par jour.

GRANULES ASTHÉNAGOGUES

Composition : Chaque granule contient :

Arséniate de strychnine......... 0,001 milligr.
Quassine.................... 0,01 centigr.
Extrait de kola............... 0,05 —

Dose : 2 à 4 par jour avant les repas.

GRANULES DE BAUMÉ DU Dʳ LEGROS

Composition : Chaque granule correspond à 2 gouttes de teinture de Baumé et à la composition suivante :

Fève de Saint-Ignace pulvérisée........ 2 gr. 50
Sucre de lait pulvérisé................ 1 — 50
Gomme arabique pulvérisée.......... 1 —
Sirop de tolu..................... Q. S.

Dose : De 2 à 3 avant chaque repas.

GRANULES DE BOURCET

Composition : Granules dosés à 1 milligramme de vanadate de soude.

Dose : De 2 à 4 par jour, et seulement 3 à 4 fois par semaine.

GRANULES BRUEL

COMPOSITION : Granules dosés au quart de milligramme de chlorhydrate d'ergotinine.
DOSE : De 2 à 10 par 24 heures.

GRANULES CLIN

A base de nombreux médicaments.

1º *Acide arsénieux*, dosés à 1 milligramme.

2º *Aconitine amorphe*, dosés au demi-milligramme.

3º *Aconitine cristallisée*, dosés au 10e de milligramme.

4º *Agaricine*, dosés à 1 milligramme.

5º *Arséniate d'antimoine*, dosés à 1 milligramme.

6º *Arséniate de fer*, dosés à 1 milligramme.

7º *Arséniate de potasse*, dosés à 1 milligramme.

8º *Arséniate de quinine*, dosés à 1 milligramme.

9º *Arséniate de soude*, dosés à 1 milligramme.

10º *Arséniate de strychnine*, dosés à 1 milligramme.

11º *Atropine*, dosés à 1/4, 1/2 et 1 milligramme.

12º *Bichlorure de mercure*, dosés à 1/2 et à 1 centigramme.

13º *Biiodure de mercure*, dosés à 1/2 et à 1 centigramme.

14º *Brucine*, dosés à 1/2 et à 1 milligramme.

15º *Caféine*, dosés à 1 centigramme.

16º *Chlorhydrate de cocaïne*, dosés à 1 milligramme et à 1 centigramme.

17º *Cicutine*, dosés à 1 milligramme.

18º *Codéine*, dosés à 1 centigramme

19º *Colchicine*, dosés à 1 milligramme.

20º *Daturine*, dosés à 1 milligramme.

21º *Digitaline amorphe*, dosés à 1/2 et à 1 milligramme.

22º *Digitaline cristallisée*, dosés à 1/10 et à 1/5 de milligramme.

GARDETTE. — Formulaire des spécialités. 7

23° *Dioscoride*, dosés à 1 milligramme.

24° *Hyosciamine cristallisée*, dosés à 1/2 et à 1 milligramme.

25° *Iodoforme*, dosés à 1 milligramme et à 1 centigramme.

26° *Morphine*, dosés à 1 centigramme.

27° *Phosphure de zinc*, dosés à 5 milligrammes.

28° *Pilocarpine*, dosés à 1 milligramme.

29° *Quassine amorphe*, dosés à 1 centigramme.

30° *Quassine cristallisée*, dosés à 1 milligramme.

31° *Strophantine*, dosés au 1/10 de milligramme.

32° *Strychnine*, dosés à 1 milligramme.

33° *Sulfate d'atropine*, dosés au 1/2 milligramme.

34° *Sulfate de strychnine*, dosés à 1 milligramme.

35° *Valérianate d'atropine*, dosés à 1 milligramme.

36° *Vératrine*, dosés à 1 milligramme.

GRANULES DOSIMÉTRIQUES DE CHARLES CHANTEAUD

Ce sont des granules destinés à la médication homœopathique et à base de tous les médicaments alcaloïdaux.

GRANULES DE FOWLER DU Dr LEGROS

Composition : Granules dosés à un milligramme d'arsénite de potasse par granule et correspondant à deux gouttes de la liqueur de Fowler.

Dose : De 3 à 10 granules par jour.

GRANULES FREYSSINGE AUX MÉTHYLARSINATES

Différentes préparations :

1° **Sodiarsine Freyssinge.**

Composition : Granules dosés à 1 centigramme de méthylarsinate de soude.

Dose : De 2 à 6 par jour.

2º **Hémarsine Freyssinge**.

Composition : Granules dosés à un centigramme de méthylarsinate de fer.

Dose : De 2 à 6 par jour.

3º **Quinarsine Freyssinge**.

Composition : Granules dosés à 1 centigramme de méthylarsinate de quinine.

Dose : De 2 à 6 par jour.

4º **Strychnarsine Freyssinge**.

Composition : Granules dosés à 1 milligramme de méthylarsinate de strychnine.

Dose : De 2 à 6 par jour.

GRANULES DE GIGON

Composition : Granules dosés à cinq milligrammes de narcéine pure.

Dose : *Adultes*, 8 à 10 granules par jour.

Enfants, 4 à 5 granules par jour.

GRANULES HOUDÉ

A base de nombreux médicaments :

1º *Aconitine*, dosés au 1/10 de milligr., 4 à 6 par jour.

2º *Adonidine*, dosés à 1 milligramme, 3 à 6 par jour.

3º *Agaricine*, dosés à 1 centigramme, 3 à 6 par jour.

4º *Aloïne*, dosés à 1 milligramme.

Dose laxative, 1 à 2 granules aux repas.

Dose purgative, 3 à 4 granules le soir au coucher.

5º *Apioline*, dosés à 2 centigrammes, 5 à 10 par jour.

6º *Biiodure d'hydrargyre*, dosés à 2 milligrammes.

De 4 à 6 par jour.

7º *Boldine*, dosés à 1 milligramme, 5 à 8 par jour.

8º *Cannabine*, dosés à 1 centigramme, 4 à 6 par jour.

9º *Cantharidine*, dosés au 1/10 de milligramme,3 à 6.

10º *Codéine*, dosés à 5 milligrammes,4 à 6 par jour.

11º *Colchicine*, dosés à 1 milligr.,4 le soir au coucher.

12º *Digitaline*, dosés à 1/5 de milligr., 3 à 6 par jour.

13º *Duboisine*, dosés à 1/2 milligr., 4 à 6 par jour.

14º *Emetine*, dosés à 5 milligrammes, 1 à 4 par jour.

15º *Ergotinine*, dosés à 1/5 de milligr.,3 à 6 par jour.

16º *Gelsémine*, dosés à 1 milligramme, 4 à 6 par jour.

17º *Hydrastinine*, dosés à 2 milligr., 4 à 6 par jour.

18º *Hyoscyamine*, dosés à 1 milligr.,3 à 6 par jour.

19º *Lobéline*, dosés à 1 milligramme, 4 à 6 par jour.

20º *Morphine*, dosés à 2 milligr., de 2 à 6 par jour.

21º *Pelletiérine*, dosés à 1 centigr.,de 40 à 60 par jour.

22º *Pilocarpine*, dosés à 1 milligr., de 4 à 6 par jour.

23º *Quassine*, dosés à 2 milligr., de 3 à 6 par jour.

24º *Strophantine*, dosés à 1/10 de mill.,4 à 6 par jour.

25º *Strychnine*, dosés à 1 milligr., de 4 à 10 par jour.

GRANULES LABOUREUR

Composition : A base de valérianate d'ammoniaque solide et cristallisé.

Dose : 2 granules matin et soir dans de l'eau sucrée ou une infusion de tilleul.

GRANULES PETIT

1º **Granules au vanadate.**

Composition : Dosés à un milligramme de vanadate de fer.

Dose : La dose est de 2 à 6 par jour.

2º **Granules au cacodylate.**

Composition: Dosés à 1 centigr. de cacodylate de soude.

Dose : La dose est de 2 à 6 par jour.

GRANULES TROIS CACHETS

Composition : Chaque granule est dosé à 4 milli-

grammes de phosphure de zinc, correspondant à un
1/2 milligramme de phosphore actif.

Dose : *Adultes :* 2 à 4 granules à chacun des deux
principaux repas.

Enfants : Demi-dose ou quart de dose.

GRANULES DES VOSGES

Composition : Chaque granule contient :

Extrait alcoolique de drosera.   0 gr. 05 centigr.
Extrait alcoolique d'aconit....   0 gr. 01   —

Dose : Deux le matin vers 9 heures ; 2 l'après-midi
vers cinq heures ; 3 autres le soir en se couchant.

Ne pas dépasser 10 en 24 heures.

Ne pas en donner aux enfants ayant moins de 6
ans.

GRANULES DU Dʳ WATELET

Composition : Granules dosés à un milligramme de
colchicine cristallisée.

Indications : S'emploient contre les manifestations
de la goutte et du rhumatisme.

Dose : Au moment des crises aiguës, on prendra les
six premiers jours de chaque mois, pendant un an au
moins, le matin à jeun, à un quart d'heure d'intervalle,
dans un peu d'eau : le 1ᵉʳ et le 2ᵉ jour : 3 granules ;
le 3ᵉ et le 4ᵉ jour : 2 granules ;
le 5ᵉ et le 6ᵉ jour : 1 granule.

Si la crise se reproduit, faire une nouvelle série de
six jours de traitement, et reprendre quand même
le mois suivant.

GYROL

Composition : On fabrique sous ce nom un crayon
et un papier révulsifs à la capsicine.

INDICATIONS : Le papier s'emploie par simple application sur la peau.

Le crayon en frictions contre la migraine et les névralgies.

H

HAMAMÉLINE ROYA

COMPOSITION : Préparation liquide saturée du principe actif aromatique de l'hamamelis virginica à l'état frais.

DOSE : De 2 à 4 cuillerées à soupe par jour.

HAMAMELIS DU Dʳ LUDLAM

1° *GOUTTES CONCENTRÉES* contenant les principes actifs de l'hamamelis virginica. — On en prend 12 à 24 gouttes par jour.

2° *SOLUTION TITRÉE.* — On en emploie une cuillerée à café pour faire une lotion ou pour mettre sur une compresse.

HAMAMELIS NATTON

1° **Granulé.**

COMPOSITION : Chaque cuillerée à café représente 0,50 centigr. de plante fraîche.

DOSE : De 1 à 6 cuillerées à café 3 ou 4 fois par jour.

2° **Gouttes.**

COMPOSITION : 10 gouttes représentent 0,50 centigr. de plante fraîche.

DOSE : De 15 à 30 gouttes et plus.

HAMAMELIS VIRGINICA LOGEAIS

Composition : Liquide concentré contenant les deux principes actifs de l'hamamelis virginica : son essence et son tanin.

Dose : De 15 à 20 gouttes 3 fois par jour, dans un peu d'eau, une demi-heure avant les repas.

HÉLÉNINE DU Dr KORAB

Composition : L'hélénine est du camphre d'aunée.

Indications : Employée contre les affections des voies respiratoires, en particulier la tuberculose.
Deux préparations.

1º **Globules d'hélénine.**

Dose : On en prend de 2 à 4 par jour.

2º **Sirop d'hélénine.**

Dose : On prend de 4 à 5 cuillerées à café par jour.

HÉMAGÈNE TAILLEUR

Composition : Dragées dosées à 0,20 centigr., de pétroseline mentholée.

Indications : Tous les troubles menstruels.

Dose : De 2 à 5 par jour.

HÉMATO-ÉTHYROÏDINE

Composition : C'est une préparation glycérinée du sang d'animaux ayant subi depuis un mois au moins la thyroïdectomie totale, chez lesquels existe par conséquent de l'hypothyroïdisation.

Indications : Cette préparation est destinée à lutter contre la maladie de Basedow.

Dose : Elle s'emploie à la dose de 1 à 3 cuillerées à café par jour dans un un peu d'eau, et à distance des repas.

HÉMATOGÉNINE

COMPOSITION : Dragées contenant chacune :

Proto xalate de fer................ 0,04 centigr.
Arséniate de fer.................. 0,003 milligr.
Extrait alcoolique de noix vomique 0,005 centigr.
Extrait de gentiane .... 0,04 milligr.

DOSE : 2 à 6 par jour au milieu des repas.

HÉMATOPOIÉTINE DU Dr TUSSAU

Trois formes :

1° **Elixir.**

COMPOSITION : Chaque cuillerée à soupe contient :

Bromofer...................... 0,10 centig.
Extrait physiologique des glandes
hématopoïétiques............ ..... 0,50 —

DOSE : La dose est de 1 à 3 cuillerées à soupe par jour aux repas, pur ou avec un peu d'eau où de vin.

2° **Perles.**

COMPOSITION : De même composition que l'élixir.
DOSE : 2 à 4 perles aux repas.

3° **Gouttes concentrées.**

COMPOSITION : Egalement de même composition que l'élixir.
DOSE : De 20 à 40 gouttes par jour au milieu des repas.

HÉMAZONE DELESTRE

COMPOSITION : Préparation liquide, contenant de l'azote à l'état soluble et additionnée de fer et de soufre combinés dans un état moléculaire identique à celui du sang naturel.

DOSE : *Adultes*, 2 à 4 cuillerées à soupe par jour.
Enfants, 2 à 4 cuillerées à café.

A prendre avant les repas avec un peu d'eau rougie ou toute autre boisson.

Agiter au moment de s'en servir.

HÉMOGLOBINE CRINON

COMPOSITION : Cachets contenant du sang desséché et réduit en petits grains.

DOSE : De 4 à 8 cachets par jour.

HÉMOGLOBINE DALLOZ

COMPOSITION : Granulé dont chaque cuillerée à café contient 0,50 centigr. d'hémoglobine.

DOSE : 2 cuillerées à café dans un peu d'eau, avant ou après chacun des deux principaux repas.

HÉMOGLOBINE DESCHIENS

1º **Sirop** : Constituant la forme la plus active, il est dosé à 2 gr. 50 cent. d'hémoglobine par cuillerée à soupe.

DOSE : On en prend de 2 à 4 cuillerées à soupe avant ou après les repas.

2º **Granulé**.

COMPOSITION : Dosé à 1 gr. 50 c. d'hémoglobine par cuillerée à café.

DOSE : On en prend de 2 à 6 cuillerées à café, avant ou après les repas.

3º **Vin.**

COMPOSITION : Dosé à 3 grammes d'hémoglobine par verre à madère.

DOSE : Un verre de madère à la fin des repas.

4º **Dragées.**

COMPOSITION : Dosées à 2 grammes 50 centigr. d'hémoglobine par dragée.

DOSE : 2 à 4 par jour.

7.

5° **Elixir.**

Composition : Dosé à 3 grammes par verre à liqueur.
Dose : Un verre à liqueur à la fin des repas.

HÉMOGLOFER CROS

Composition : Granulé dont chaque cuillerée à café contient :

Oxyhémoglobine	0 gr. 30
Glycérophosphate de fer	0 gr. 15
Glycérophosphate de magnésie	0 gr. 15

Dose : 2 à 3 cuillerées à café par jour.

HÉMOLITHOL

Composition : Composé synthétique sec des sels de sérum sanguin.

1 gramme représente les sels contenus dans 150 centimètres cubes de sérum sanguin de l'homme.

1 gramme représente 15 centimètres cubes de sérum inorganique concentré.

Dose et emploi : 3 fois par jour, une 1/2 heure avant les repas, prendre une mesure (annexée aux flacons) dissoute dans un peu d'eau.

Peut également se donner en lavements ou en injections hypodermiques, mais à titre d'exception.

Pour les *enfants*, saler la nourriture avec l'hémolithol.

HÉMONEUROL COGNET

Composition : Granulé contenant par cinq grammes :

Oxyhémoglobine	0,40 centigr.
Noix de kola	1 gramme.
Glycérophosphate de chaux	0,20 centigr.

Dose : 3 à 6 cuillerées à café par jour au commencement ou à la fin des repas.

HÉMOPLASME LUMIÈRE

COMPOSITION : Ampoules pour injections sous-cutanées d'une contenance de 10 centimètres cubes, renfermant un liquide rouge qui est un extrait protoplasmique de globules sanguins.

DOSE : De 2 à 4 ampoules par semaine en injections sous-cutanées.

HÉMOVASINE

COMPOSITION : Pommade à base d'avasine (phospho-albuminate d'adrénaline) et extrait de belladone dans la proportion suivante :

Avasine.................................... 1/10
Belladone................................. 2/10

MODE D'EMPLOI : Gros comme un pois de cette pommade 2 ou 3 fois par jour sur les hémorroïdes.

HERMOPHÉNYL LUMIÈRE

COMPOSITION : Sel organo-métallique contenant 40 0/0 de mercure métallique.

Spécialisé sous les formes suivantes :

1o **Comprimés.**

COMPOSITION : Colorés en vert et titrés à 1 gramme par comprimé pour faire des solutions.

2o **Solution.**

COMPOSITION : Pour voie stomacale, dosée à 0,02 centigrammes par cuillerée à soupe.

3o **Sirop.**

COMPOSITION : dosé également à 0,02 centigrammes, par cuillerée à soupe.

4o **Dragées.**

COMPOSITION : Dosées à 0,02 centigrammes par dragée.

5o **Ampoules.**

COMPOSITION : de 2 et 4 centigrammes par centimètre cube.

6° **Savon** pour désinfection chirurgicale des mains.

7° **Ovules vaginaux.**

8° **Tous objets de pansements.**

Dose : L'hermophényl s'emploie à la dose de 2 à 20 pour mille et même 50 pour mille pour désinfection chirurgicale.

Par voie stomacale, on en donne de 2 à 12 centigr. par jour.

Par voie sous-cutanée, de 2 à 4 centigr. par 24 heures.

HÉROÏNE VICARIO

1° **Ampoules stérilisées.**

Composition : Dosées à 0,005 milligrammes par centimètre cube.

2° **Comprimés injectables.**

Composition : Dosés à 0,005 milligrammes de chlorhydrate d'héroïne, stérilisés et rapidement solubles.

3° **Tablettes.**

Composition : Dosées à 0,0025 milligrammes d'héroïne.

Dose : On en prend 2 à 8 par jour.

4° **Tablettes.**

Composition : Dosées à 0,005 milligrammes de chlorhydrate d'héroïne.

Dose : On en prend de 1 à 4 par jour.

HÉTOL CARTAZ

Composition : Ampoules stérilisées de cinnamate de soude, dosées à 1, 2, 5, 10, 20 et 25 milligrammes par centimètre cube.

Dose : S'emploient en injections intraveineuses ou intramusculaires contre la tuberculose pulmonaire à la dose d'une injection tous les deux jours. On injecte chaque fois de 1 à 25 milligrammes.

HISTOGÉNOL NALINE

Composition : L'histogénol est constitué par de la nuclarrhine.

La nuclarrhine est une association de méthylarsinate de soude et de nucléopsarine.

La nucléopsarine est un composé phosphoré organique provenant de la laitance du hareng.

1º Emulsion.

Dose : Se prend à la dose de 2 cuillerées à soupe par jour, une heure avant chaque repas.

2º Elixir.

Dose : 2 cuillerées à soupe par jour.

3º Granulé.

Dose : 2 mesures par jour.

4º Ampoules.

Dose : Une injection par jour.

HOPOGAN

Composition : Peroxyde de magnésium agissant par dégagement d'oxygène à l'état naissant.

Indications : Employé pour l'antisepsie gastrointestinale et pour la désinfection de la bouche et de la gorge.

1º Comprimés.

Composition. — Dosés à 0,25 centigr.

Dose : 1 à 2 par jour.

2º Cachets.

Composition. — Dosés à 0,25 centigr.

Dose : 1 à 2 par jour.

3º Paquets.

Composition. — Dosés à 0,25 centigr.

Dose : 1 à 2 par jour.

4º **Granulé.**

Composition.—Dosé à 0,50 centigr. par cuillerée à café.

Dose : 1 cuillerée entre les repas.

5º **Pilules.**

Composition. — Pilules kératinisées dosées à 0,25 centigr.

Dose : 1 à 2 pilules 2 heures après les repas.

HUILE BIIODURÉE COUTURIEUX

Composition : Solution huileuse de biiodure de mercure dosée à quatre milligrammes par centimètre cube.

Dose : 1 à 3 centimètres cubes par jour en injections intramusculaires.

HUILE DE FOIE DE MORUE BERTHÉ

Il existe sous ce nom.

1º **Huile de foie de morue médicinale.**

Composition. — Extraite des foies de morue pêchées à Bergen et garantie de toute pureté.

2º **Huile de foie de morue créosotée.**

Composition : Elle contient cinq centigrammes par cuillerée à bouche de créosote alpha.

Dose : De 2 à 4 cuillerées par jour.

HUILE DE FOIE DE MORUE DUQUESNEL

Composition : Sa formule est :

Huile de foie de morue.........	100 grammes.
Essence d'eucalyptus..........	1 gramme.

Ce mélange n'a ni la saveur, ni l'odeur de l'huile de foie de morue, il laisse seulement dans la bouche le goût de l'eucalyptus.

Dose : De 2 à 4 cuillerées à soupe par jour.

HUILE DE FOIE DE MORUE DE MEYNET

Préparée sous trois formes :

1º **Dragées.**

Dose : Une dragée équivaut à 2 cuillerées à bouche d'huile de foie de morue.

2º **Grains.**

Dose : 5 grains valent 1 cuillerée à bouche d'huile de foie dé morue.

3º **Vin.**

Dose : Une cuillerée à soupe équivaut à 2 cuillerées à bouche d'huile de foie de morue.

HUILE DE POURTAL A L'EUCALYPTOL

Composition : Mélange obtenu avec :

Huile de foie de morue......... 100 grammes.
Eucalyptol absolu.............. 10 grammes.

Dose : De 1 à 4 cuillerées à chaque repas.

HYDRARGOL

Composition : Ampoules contenant chacune un centigramme de succinimide de mercure, équivalant à 7 milligrammes de mercure.

Dose : Une injection de 1 centimètre cube tous les jours ou tous les deux jours.

HYPODERMINE FREYSSINGE

Composition : Ampoules contenant chacune :

Glycérophosphate de soude... 0,05 centigr.
Cacodylate de soude......... 0,02 centigr.
Eau........................ 1   centim. cube.

Dose : Une injection de 1 ampoule tous les jours,

HYPOPHOSPHITES DU D' CHURCHILL

Plusieurs préparations.

1º Hypophosphite de chaux.

COMPOSITION : Sirop dosé à 0,20 centigrammes par cuillerée à soupe.

DOSE : 1 à 2 cuillerées à soupe 2 fois par jour.

2º Hypophosphite de soude.

COMPOSITION : Sirop dosé à 0,20 centigrammes par cuillerée à soupe.

DOSE : 1 à 2 cuillerées à soupe deux fois par jour.

3º Hypophosphite de fer.

COMPOSITION : Sirop dosé à 0,10 centigrammes par cuillerée à soupe.

DOSE : 2 à 4 cuillerées à soupe par jour.

4º Hypophosphite de manganèse.

a) *SIROP.*

COMPOSITION : Dosé à 0,20 centigrammes par cuillerée à soupe.

DOSE : 1 à 2 cuillerées à soupe après chacun des deux principaux repas.

b) *VIN.*

COMPOSITION : Dosé à 0,20 centigrammes par cuillerée à soupe ou verre à liqueur.

DOSE : Un verre à madère à la fin de chaque repas.

c) *PILULES.*

COMPOSITION : Dosées à 0,05 centigrammes par pilule.

DOSE : 2 à 4 pilules à chacun des deux principaux repas.

5º Sirop d'hypophosphites composé.

COMPOSITION : Il contient 0,20 centigrammes par cuillerée à soupe du mélange d'hypophosphites de chaux, de soude et de fer.

DOSE : 1 à 2 cuillerées à soupe après chacun des deux principaux repas.

6° **Pilules d'hypophosphite de quinine.**

COMPOSITION : Dosées à 0,05 centigrammes par pilule.

DOSE : De 2 à 10 pilules par jour.

7° **Tablettes pectorales à l'hypophosphite d'ammonium.**

COMPOSITION : Chaque tablette est dosée à 0,03 centigrammes.

DOSE : De 6 à 8 par jour.

I

IBOGAÏNE NYRDAHL

COMPOSITION : Dragées à base d'ibogaïne, extrait de l'iboga du Congo.

INDICATIONS : Employées contre l'atonie musculaire, les suites de convalescence, la neurasthénie ; sont légèrement aphrodisiaques.

DOSE : 2 à 4 par jour, généralement au milieu de chaque repas.

ICHTYO-GAÏACOL SÉBASTE

COMPOSITION : Capsules contenant chacune 0,30 centigrammes d'ichtyol pur, associé au gaïacol et au baume du Pérou.

DOSE : De 4 à 12 capsules par jour à prendre aux repas et par doses progressivement croissantes et décroissantes.

INJECTION BROU

COMPOSITION : Injection zinco-saturnine suivant la formule de l'Hôpital du Midi.

Mode d'emploi : Employer l'injection de Brou dès que l'écoulement commence ; les premières injections ne doivent représenter qu'une demi-seringue.

INJECTIONS MERCURIELLES ROGÉ-CAVAILLÈS

Préparations stérilisées pour la méthode hypodermique.

1° **Huile grise.**

a) *Huile dosée* à 0,20 centigrammes par centimètre cube.

b) *Huile dosée* à 0,40 centigrammes par centimètre cube.

On doit injecter de 6 à 8 centigrammes de mercure par semaine.

2° **Huile biiodurée :**

3° **Solution biiodurée.**

Pour ces deux derniers produits, le dosage est fait à la volonté du praticien. On doit injecter 1 à 2 centigr. de biiodure de mercure tous les jours ou tous les deux jours.

INJECTIONS MIDY

1° **Ampoules.**

Composition : Ampoules de deux centimètres cubes, dosées à un centigr. de biiodure de mercure par centimètre cube.

Dose : Une injection tous les jours ou tous les deux jours.

2° **Huile grise.**

Composition : Un centimètre cube représente 0,10 centigr. de mercure. Elle est homogène et indolore.

Le mercure, dans cette préparation, est en suspension dans un mélange de palmitine et de gaïacoloïd. Le gaïacoloïd est une combinaison de camphre et de gaïacol, destinée à rendre l'injection indolore.

Dose : On doit injecter 0,10 centigr. de mercure par semaine.

3º **Huile au calomel** :

Composition : Un centimètre cube contient cinq centigrammes de calomel. Elle est homogène et indolore.

Le véhicule est un mélange de palmitine et de gaïacoloïd.

Dose : Une injection tous les 10 jours.

INJECTION PARAT

Composition : Solution à base de gonoccocine, résultat de la combinaison d'un sel alcalin avec le sublimé.

Dose : Faire des injections urétrales avec une vingtaine de grammes de l'injection Parat, étendue de 2/3 ou 1/2 d'eau bouillie.

IODALIA

Composition : Granulé contenant par cuillerée à café 0,06 centigr. d'iode pur combiné au tanin.

Dose : De 2 à 4 cuillerées à café par jour et plus.

IODALOSE GALBRUN

Composition : Liquide tenant en dissolution une combinaison d'iode et de peptone.

Cinq gouttes renferment un centigramme d'iode et agissent comme 0,25 centigr. d'iodure.

Dose : *Enfants*, 5 à 20 gouttes.

Adultes, 10 à 50 gouttes.

A prendre pendant ou immédiatement après les repas, dans un peu d'eau pure ou sucrée.

IODÉINE MONTAGU

Composition : Préparation à base de biiodure de codéine.

Indications : Contre la dyspnée et la toux.

Trois préparations.

1o Ampoules injectables.

Composition : Dosées à 2 centigr. de biiodure de codéine.

2o Pilules.

Composition : Dosées à un centigramme.

Dose : La dose en est de 4 à 8 par jour.

3o Sirop.

Composition : Dosé à quatre centigrammes de biiodure de codéine par cuillerée à bouche.

Dose : La dose en est de 1 à 4 cuillerées à bouche par jour.

IODOGÉNOL

Composition : Préparation liquide iodée dont 20 gouttes correspondent à un centigramme d'iode.

Dose : *Enfants*, de 10 à 20 gouttes.

Adultes, 40 gouttes et plus en deux fois, aux repas, dans un peu d'eau.

IODOLÉINE SCHAFFNER

Composition : Huile de foie de morue iodo-saccharinée, suivant la formule du Dr Cailleret.

Doses : *Adultes,* Deux verres à liqueur par jour; on augmente d'un verre tous les deux jours jusqu'à dose tolérée.

Enfants, Deux cuillerées à café en augmentant d'une tous les deux jours.

IODONE

Composition : Préparation liquide à base d'iode et de peptone.

Cinq gouttes contiennent un centigr. d'iode combiné à la peptone.

20 gouttes correspondent à un gramme d'iodure de potassium.

Dose : La dose moyenne est de 10 à 40 gouttes à prendre dans un peu de boisson au milieu des repas.

IODOPHORINE FREYSSINGE

Composition : L'iodophorine est une solution de glycérophosphate de chaux associé à l'iode.

Dose : De 2 à 4 cuillerées à soupe par jour aux repas.

IODOR

Composition : Liquide à base d'iode organique et d'iodures dont l'usage n'amène pas d'accidents d'iodisme.

20 gouttes correspondent à 2 grammes d'iodure ou à 8 centigr. d'iode combiné.

Doses: *Adultes*, 15 à 50 gouttes.

Enfants, 5 à 25 gouttes.

A prendre dans un peu d'eau, en deux doses aux repas.

IODURES CROS

1° Biiodure.

Composition : Pilules contenant chacune :

Iodure de potassium............. 0,20 centigr.
Biiodure de mercure............ 0,005 milligr.

Dose : De 5 à 6 par jour.

2o Iodure de potassium.

Composition : Pilules dosées à 0,25 centigr.
Dose : De 2 à 4 par jour en moyenne.

3o Iodure de sodium.

Composition : Pilules dosées à 0,25 centigr.
Dose : De 2 à 4 par jour en moyenne.

IODURES FOUCHER

Trois préparations.

1o Dragées d'Iodure de fer et manne.

Composition : Dosées à 0,20 centigr. de sel de fer, elles ne sont dissoutes qu'après la traversée de l'estomac.
Dose : De 3 à 5 par jour.

2o Dragées d'Iodure de potassium purifié.

Composition : Ne provoquant pas de troubles d'iodisme, ne contenant ni iode, ni iodates.
Elles sont dosées à 0,20 centigr.
Dose : La dose moyenne est de 3 à 5 par jour.

3o Dragées d'Iodure de sodium.

Composition : Elles sont dosées également à 0,20 centigr.
Dose : De 3 à 5 par jour.

IODURES LAROZE

Sirops à base des différents iodures et de sirop d'écorces d'oranges amères.

1o Sirop à l'iodure de potassium.

Composition : Dosé à 0,50 centigrammes par cuillerée à bouche.

2o Sirop à l'iodure de sodium.

Composition : Dosé à 0,50 centigrammes par cuillerée à bouche.

3º **Sirop à l'iodure de strontium.**

Composition : Dosé à 0,50 centigrammes par cuillerée à bouche.

4º **Sirop de protoiodure de fer.**

Composition : Dosé par cuillerée à bouche à 0,05 centigrammes de protoiodure de fer associé au quassia amara.

IODURES SOUFFRON

1º **Iodure de potassium Souffron.**

Se présente sous trois formes :

a) *SOLUTION.*

Composition : Dosée à 1 gramme par cuillerée à soupe.

b) *SIROP.*

Composition : Dosé également à 1 gramme par cuillerée à soupe.

c) *DRAGÉES.*

Composition : Dosées à 0,25 centigrammes par dragée.

2º **Iodure biioduré Souffron.**

a) *DRAGÉES.*

Composition : Chacune contient :

Iodure de potassium............	0,25 centigr.
Biiodure de mercure............	2 milligr. 1/2

b) *SOLUTION.*

Composition : Chaque cuillerée à soupe contient :

Iodure de potassium............	1 gramme.
Biiodure de mercure............	0,01 centigr.

IODURINE GRANULÉE

Composition : Granulé dont chaque cuillerée à café contient 0,50 centigrammes d'iodure de potassium.

Dose : La dose moyenne est de 1 à 4 cuillerées à café par jour.

J

JUGLANDINE FERROUILLAT

COMPOSITION : Préparation liquide à base des principes actifs du noyer, du quassia, du quinquina, associés à l'iode, aux glycérophosphates et au fer.

DOSE : Un verre à liqueur avant chaque repas pour les *adultes*.

Demi-dose pour les *enfants*.

JUGLANRÉGINE

COMPOSITION : Elixir dont chaque cuillerée à bouche contient :

Iode..............................	0,015 mmgr.
Extrait de noyer..................	0,20 centigr.
Chlorhydrophosphate de chaux...	0,20 centigr.

DOSE : *Adultes*, 1 à 3 cuillerées à bouche par jour. *Enfants*, 1 à 3 cuillerées à café.

K

KÉFIR CARRION

COMPOSITION : Lait fermenté d'après les procédés bulgares.

DOSE : On en prend un flacon ou un demi-flacon par jour.

KÉFIROLACTOSE MALÈGUE

COMPOSITION : Préparation sèche à base de kéfir sec, destinée à renforcer la valeur nutritive du lait.

DOSE : 2 cuillerées à café trois fois par jour avec 100 grammes de lait à chaque repas.

KÉLÈNE

Composition : Tubes de verre renfermant du chlorure d'éthyle pur pour les anesthésies locales ou générales.

KÉPHALINE

Composition : Cachets à base d'antifébrine et de théobromine.

Indications : Toutes les manifestations douloureuses et névralgiques.

Dose : De 1 à 3 cachets par jour.

KÉPHALOSE

Composition : Tablettes à base de théobromhydrate d'analgésine.

Indications : Contre la migraine, les rages de dents et toutes manifestations douloureuses.

Dose : *Adultes*, 3 tablettes à la fois à faire dissoudre dans trois cuillerées d'eau, ou à avaler avec une gorgée de liquide ; on peut en prendre jusqu'à 12 par jour.

Enfants, 1/3 de la dose.

KÉPHIR SALIÈRES

Composition : Lait fermenté suivant les procédés bulgares, se conservant pendant 4 à 5 semaines.

Dose : Les flacons ont la forme de canettes à bière ; on en prend de 1 à 3 flacons par jour. Peu à la fois, mais souvent.

KINEURINE MONCOUR

Composition : Sphérulines contenant chacune 0,10 centigrammes de glycérophosphate de quinine.

Dose : De 6 à 12 par jour.

KIPSOL

COMPOSITION : Pilules dosées à 0,10 centigrammes d'extrait des tanins spéciaux de la noix de galle et du cacao.

DOSE : De 4 à 8 par jour.

KOLA-BAH-NATTON

Différents produits renfermant tous les principes actifs de la noix de kola.

1° Elixir.

COMPOSITION : Chaque verre à liqueur de 25 grammes renferme 5 centigrammes de principes actifs.

DOSE : De 2 à 6 verres à liqueur par jour, de préférence après les repas, pur ou étendu d'eau.

2° Extrait fluide.

DOSE : S'emploie quand les préparations alcooliques sont contre-indiquées, à la dose de 10 à 40 gouttes dans un peu d'eau sucrée, 2 à 6 fois par jour.

3° Pilules.

COMPOSITION : Elles ont la composition suivante :

Extrait hydroalcoolique de kola.. 0,10 centigr.
Poudre de kola.................. 0,10 centigr.

DOSE : De 2 à 5 pilules par jour.

4° Granulé soluble.

DOSE : De 2 à 3 cuillerées à café par jour, pur ou dans tout liquide.

5° Vin.

DOSE : De 2 à 4 verres à madère par jour.

KOLA-FER TROUETTE

COMPOSITION : Elixir à base de peptonate de fer et d'extrait de kola.

DOSE : Un verre à liqueur à la fin de chaque repas.

KOLA FOOD

Composition : C'est une farine de noix de kola fraîche.

Mode d'emploi : Se prend au lait à la façon d'une tasse de cacao, ou bien à l'eau, ou encore dans du vin.

KOLA GRANULÉE ASTIER

Composition : Granulé contenant 0,10 centigr. de principe actif de la noix de kola par cuillerée à café.

Dose : De 2 à 3 cuillerées à café par jour dans un peu d'eau, de vin ou de tisane, à n'importe quel moment.

KOLA GRANULÉE ROY

Composition : Granulé contenant 0,10 centigr. par cuillerée à café de principe actif de la noix de kola.

Dose : De 1 à 4 cuillerées à café par jour, pur ou dissous dans un liquide quelconque.

KOLA DU Dr HECKEL

Trois préparations :

1o **Comprimés.**

Dose : De 9 à 15 par jour.

2o **Granulé.**

Dose : De 2 à 4 cuillerées à café par jour dans de l'eau.

3o **Vin.**

Dose : De 1 à 3 verres à madère par jour.

KOLA MONAVON

Plusieurs préparations.

1o **Elixir.**

COMPOSITION : Il contient 1 gramme 20 cent. de kola par verre à liqueur.

DOSE : 2 à 4 verres à liqueur par jour, avant ou après les repas.

2° **Granulé.**

COMPOSITION : contient 1 gr. 20 cent. de kola par cuillerée à café.

DOSE : De 2 à 4 cuillerées à café par jour.

3° **Pastilles.**

DOSE : En sucer 10 à 15 par jour.

4° **Vin.**

COMPOSITION : Il contient 1 gr. 20 de kola par verre à bordeaux.

DOSES : De 2 à 3 verres à bordeaux par jour.

KOLANINE PLANCHE

COMPOSITION : Pastilles à base du principe actif complet de la noix de kola fraîche.

DOSE : Laisser fondre dans la bouche de 5 à 10 pastilles par jour.

KOLA PAUSODUN

COMPOSITION : Elixir de noix fraîche de kola ; chaque verre à liqueur correspond à 5 grammes de noix fraîche de kola.

DOSE : Un verre à liqueur avant, pendant ou après les deux principaux repas.

KOLLASINE

C'est un succédané du collodion. Il s'emploie dans les mêmes circonstances.

L

LAB-LACTO-FERMENT MIALHE

COMPOSITION : Préparation sous forme de poudre donnant une solution de Lab-ferment physiologique, produit sécrété normalement par la muqueuse de l'estomac dans la digestion du lait. La solution ainsi obtenue répond, comme teneur en Lab-ferment, à un suc gastrique normal.

DOSE ET MODE D'EMPLOI : Une mesure est jointe au flacon. La dose est :

Pour *adultes*, une mesure par verre de lait.

Pour *enfants*, une 1/2 mesure par verre de lait.

Mettre la dose indiquée dans le verre avec environ deux cuillerées à bouche d'eau froide. Dès que l'effervescence aura disparu, compléter le verre avec le lait froid ou tiède.

LACTAGOL

COMPOSITION : Farine extraite de la semence du cotonnier et possédant un pouvoir galactogène considérable.

DOSE : De 3 à 4 cuillerées à café par jour.

LACTO

COMPOSITION : C'est un produit pâteux, brun clair, à odeur d'extrait de viande et de pain grillé, de goût de bouillon salé et acidulé.

Se prépare avec la caséine et le sérum qui restent lorsqu'on a enlevé au lait la majeure partie de son beurre et de son sucre.

DOSE : Une cuillerée à café pour un bouillon.

8.

LACTOBACILLINE

Composition : Ferment préparé d'après les données du travail du professeur Metchnikoff sur la valeur thérapeutique du lait aigri, ayant la propriété d'empêcher les putréfactions intestinales.

Il est composé du mélange, en proportions déterminées, de deux variétés de microbes producteurs d'acide lactique, l'une appartient à la flore orientale, l'autre à la flore européenne.

1o Lactobacilline liquide.

Composition : En tubes contenant la quantité nécessaire à la fermentation d'un tiers de litre, soit un bol.

2o Lactobacilline en poudre.

Composition : Un tube contient la dose nécessaire pour ensemencer un litre de lait. Elle peut aussi être ingérée directement à la dose de 1/10 du contenu du tube à chacun des deux principaux repas, avec un peu de miel ou de confiture.

3o Comprimés.

Composition : Dosés à 0,30 cent.

Dose : 3 par jour, un après chacun des 3 repas avec un aliment sucré.

4o Globules glutinisés.

Dose : 2 à 4 par jour aux repas.

LACTOPHOSPHINE MERVEAU

Composition : Farine lactophosphatée et chocolatée.

Dose : Délayer une cuillerée à café dans un demi-verre de lait et faire cuire jusqu'à la consistance voulue.

LACTOZYME CHEVRETIN-LEMATTE

Composition : C'est un lait bulgare remplaçant le kéfir,

MODE D'EMPLOI : Se prend entre les deux principaux repas, soit pur, soit additionné d'un peu de sel ou de sucre.

LAIT THERMOS

COMPOSITION : Lait stérilisé à l'autoclave sous pression, se conservant plusieurs années sans aucune altération et pouvant être transporté partout.

LAXARINE TERRIAL

COMPOSITION : Liquide à base de rhamnus frangula, renferme aussi probablement de l'aloès.

DOSE : *Adultes*, une cuillerée à café dans un peu d'eau avant le repas du soir.

Enfants, de 30 gouttes à une demi-cuillerée à café.

LAXATIF BOURGUIGNON

COMPOSITION : C'est la poudre laxative de Dujardin-Beaumetz mise sous forme granulée.

DOSE : *Adultes*, 1 à 3 cuillerées à café le soir en se couchant ;

Enfants, demi-dose à prendre avec un peu d'eau.

LAXATIF REVEL

COMPOSITION : Granulé à base de cascara associé à divers principes laxatifs.

Une cuillerée à café contient 0,25 centigr. de cascara.

DOSE : De 1 à 3 cuillerées à café le soir en se couchant.

LAXOL FRAUDIN

COMPOSITION : Granulé à base des principes actifs du cascara sagrada associés au benzoate de magnésie.

Dose : Une cuillerée à dessert le soir en se couchant.

LAXYL EFFERVESCENT

Composition : Laxatif sous forme de granulé effervescent entièrement soluble.

Dose : *Dose laxative*, 2 à 3 cuillerées à café au coucher dans un quart de verre d'eau.

Dose purgative, 4 à 5 cuillerées à dessert dans un verre d'eau le matin à jeun.

LÉCITHINE ADRIAN

Plusieurs préparations :

1° **Ampoules** pour injections hypodermiques.

Composition : Chaque ampoule de un centimètre cube renferme 0,05 centigr. de lécithine.

Dose : Une injection tous les jours.

2° **Dragées.**

Composition : Dosées à 0,05 centigr. de lécithine par dragée.

Dose : 3 à 6 dragées par jour.

3° **Granulé.**

Composition : Contenant 0 gr. 10 de lécithine par mesure ou cuillère à café.

Dose : 2 à 3 cuillerées à café par jour.

4° **Pilules.**

Composition : Dosées à 0,05 centigr. de lécithine par pilule.

Dose : 3 à 6 par jour.

LÉCITHINE BOUTY

Composition : Granulé contenant par cuillère-mesure :

Lécithine de l'œuf............... 0,05 centigr.
Lécithine de cervelle........... 0,05 —

Dose : 3 à 4 mesures dans les 24 heures.

LÉCITHINE CLIN

Trois préparations :

1º **Granulé.**

Composition : Dosé à 0,10 centigr. de lécithine par cuillerée à café. Chaque flacon est accompagné d'une cuillère-mesure dont la capacité représente exactement une demi-cuillerée à café.

Dose : De 2 à 6 cuillerées-mesure par jour, de préférence deux heures avant les repas, dans un peu d'eau ou de lait.

2º **Pilules.**

Composition : Pilules à enveloppe de gluten, dosées à 0,05 centigr. de lécithine par pilule.

Dose : De 2 à 6 pilules par jour.

3º **Solution** pour injections hypodermiques.

Composition : Ampoules de 1 centim. cube fermées à la lampe et contenant une solution huileuse tyndallisée, titrée à 0,05 centigr. de lécithine par centimètre cube.

Dose : De 1 à 2 injections intramusculaires par jour.

LÉCITHINE LEGRAND

Deux préparations.

1º **Capsules.**

Composition : Dosées à 0,10 centigr. par capsule.

Dose : De 3 à 4 par jour.

2º **Granulé.**

Composition : Contenant 0,20 centigr. de lécithine pure de l'œuf par cuillerée à café.

- Dose : *Adultes*, de 3 à 5 cuillerées à café par jour.
Enfants, demi-dose.

LÉCITHINE NAPHTOLÉE TULIVET

Composition : Granulé contenant par cuillerée à café
0,05 centigr. de lécithine pure, associée au naphtol.
Dose : *Adultes*, de 2 à 5 cuillerées à café.
Enfants, de 1 à 2 cuillerées à café.

LÉCITHINE RABOT

Plusieurs préparations.
1º Ampoules.
Composition : Pour injections sous-cutanées dosées
à 0,05 centigr. de lécithine.
2º Granulé.
Composition : Dosé à 0,10 centigr. par cuillerée à café.
Dose : 3 à 4 cuillerées par jour.
3º Pilules.
Composition : Dosées à 0,05 centigr. par pilule.
Dose : De 3 à 6 par jour aux repas.
4º Suppositoires.
Dose : Pour *adultes*, dosés à 0,10 centigr. 2 par jour ;
pour *enfants*, dosés à 0,05 centigr. 2 par jour.

LÉCITHINE VACHERON

Deux formes.
1º Granulé.
Composition : Dosé à 0,10 centigr. de lécithine
par cuillerée à café.
Dose : De 4 à 5 cuillerées à café par jour.
2º Pilules.
Composition : Dosées à 0,05 centigr. par pilule.
Dose : De 5 à 10 pilules par jour.

LÉCITHINE VIAL

COMPOSITION : Capsules dosées à 0,05 centigr. de lécithine pure de l'œuf par capsule.

DOSE : *Adultes*, de 3 à 6 capsules par jour.

Enfants, de 1 à 3 capsules par jour.

LÉCITHO-MALTOSE BONJEAN

COMPOSITION : Farine alimentaire contenant par cuillerée à soupe :

Lécithine...................... 0,15 centigr.
Malt.......................... 0,10 —

DOSE : De 1 à 3 cuillerées à soupe par potage, deux ou trois fois par jour.

LÉCITHOSINE ROBIN

Deux préparations.

1° **Granulé.**

COMPOSITION : Dosé à 0,10 centigr. de lécithine par cuillère-mesure.

DOSE : 2 à 3 à chacun des deux principaux repas.

2° **Pilules.**

COMPOSITION : Dosées à 0,05 centigr. de lécithine.

DOSE : De 2 à 3 à chacun des trois repas.

LEPTANDRINE ROYER

COMPOSITION : Comprimés logés dans des cachets à base de leptandrine et de poudre de racines de leptandrica virginica.

DOSE : 1 ou 2 cachets le soir au repas, contre la constipation habituelle.

LEVURARGYRE ADRIAN

COMPOSITION : Le levurargyre est une combinaison de mercure avec le nucléoprotéide.

Il s'obtient en cultivant des levures sélectionnées dans un milieu riche en sublimé corrosif.

Par son mercure, il est antisyphilitique; par son nucléoprotéide, il est stimulant de la nutrition générale.

Il est renfermé en ampoules de 2 centimètres cubes titrées à 0,01 centigr. par centimètre cube.

DOSE : La dose moyenne est de 0,02 centigr. par jour, c'est-à-dire une injection.

LEVURE DE BIÈRE ADRIAN

Trois préparations.

1º Levure sèche.

COMPOSITION : Une cuillerée à café de 3 grammes représente deux cuillerées à café de levure fraîche.

DOSE : 1 à 2 cuillerées à café par jour. Délayer dans un peu d'eau sucrée ou de bière.

2º Levure granulée.

COMPOSITION : La mesure placée sous la capsule du bouchon représente une cuillerée à café de levure sèche.

DOSE : De 2 à 4 mesures par jour.

3º Levure comprimée.

COMPOSITION : 4 comprimés représentent une cuillerée à café de levure fraîche.

DOSE : 4 comprimés 3 fois par jour; les déposer sur la langue et entraîner avec une gorgée d'eau.

LEVURE DE BIÈRE TOURTAN

COMPOSITION : Levure sèche obtenue à la brasserie Tourtel.

Dose: Une mesure délayée dans un peu d'eau ou de bière à chaque repas.

LEVURE CARRION

Composition : Levûre desséchée et présentée sous deux formes.

1º **Granulé.**

Dose : On en prend de 2 à 4 cuillerées à café par jour.

2º **Cachets.**

Dose : 2 à 3 cachets par jour.

LEVURE COIRRE

Composition : Levûre sèche de bière, présentée sous 2 formes.

1º **En poudre.**

Dose : 3 cuillerées à café par jour aux repas, délayée dans un peu d'eau ou de bière.

2º **En cachets.**

Dose : De 2 à 6 par jour.

LEVURE PURE SÉLECTIONNÉE LARROCHE

Composition : Préparation liquide à base de levûre pure de raisins.

Dose : Un petit verre à liqueur ou une cuillerée à soupe de levûre dans un peu d'eau très légèrement sucrée ou dans un peu de lait une demi-heure ou une heure avant les repas, deux fois par jour. La durée du traitement est de 3 à 5 semaines.

LEVURE PURE STRAUSS

Composition : Levûre pure de bière desséchée préparée sous deux formes.

1º **Poudre.**

DOSE : 1 à 2 cuillerées à café dans un peu de bière ou d'eau sucrée avant chaque repas.

2º **Cachets.**

DOSE : Un ou deux avant chaque repas.

LEVURINE BRUTE COUTURIEUX

COMPOSITION : Levûre de bière sèche sélectionnée, 1 gramme correspond à 6 grammes de levûre fraîche.
Elle est préparée sous trois formes.

1º **Poudre.**

DOSE : 2 à 3 cuillerées à café par jour.

2º **Cachets.**

COMPOSITION : Dosés à un gramme.
DOSE : De 4 à 8 par jour.

3º **Comprimés.**

COMPOSITION : Dosés à 0,50 centigr.
DOSES : De 4 à 10 par jour.

LEVURINE EXTRACTIVE COUTURIEUX

COMPOSITION : Enzymes de la levûre de bière.
Un gramme correspond à 35 grammes de levûre fraîche.

Deux préparations différentes.

1º **Comprimés.**

COMPOSITION : Dosés à 0,20 centigr.
DOSE : De 2 à 8 par jour.

2º **Ampoules.**

COMPOSITION : Ampoules injectables de 3 centimètres cubes.
DOSE : 1 ou 2 par jour.

LIN AULAGNE

COMPOSITION ; Cataplasme antiseptique instantané; à base de farine de lin.

Mode d'emploi: Tremper cinq minutes dans de l'eau bouillante et appliquer sur la peau après refroidissement nécessaire.

LIN TARIN

Composition : A base de graines de lin.

Indications : S'emploie contre la constipation, les maladies du foie et de la vessie.

Dose : A la dose de une cuillerée à soupe matin et soir dans un quart de verre d'eau froide.

LINIMENT DE MOUSSETTE

Composition : Liniment à base d'aconitine, pour frictions, dans les cas de névralgies et de douleurs rhumatismales.

LIPIODOL DE LAFAY

Composition : Huile iodée sans trace de chlore, équivalant au point de vue curatif à 4 fois son poids d'iodure de potassium. Elle est obtenue par la réaction de l'acide iodhydrique sur l'huile d'œillette.

1° Injection.

Composition : Un centimètre cube contient 0,54 centigr. d'iode et équivaut à 428 gouttes de teinture d'iode, ou à 0,71 centigr. d'iodure de potassium.

Dose : On injecte de 10 à 20 centimètres cubes chaque semaine.

2° Capsules.

Composition : Chaque capsule, dosée à 0,50 centigr. de lipiodol, représente 0,25 centigr. d'iodure de potassium, ou 158 gouttes de teinture d'iode.

Dose : On en emploie de 2 à 5 par jour, en moyenne.

3° Emulsion.

COMPOSITION : Une cuillerée à café, dosée à 0,50 centigr. de lipiodol, représente 0,25 centigr. d'iodure de potassium.

DOSE : La dose est de 2 à 5 cuillerées à café par jour pour les *adultes*; 1 à 2 pour les *enfants*.

LIQUEUR D'ARENARIA RUBRA DE VIGIER

COMPOSITION : Liqueur à base d'arenaria rubra (sabline rouge), contenue dans un flacon gradué, dont chaque graduation correspond à la dose de liqueur représentant les principes actifs de 30 grammes de plante.

INDICATIONS : Elle est employée dans les affections des voies urinaires.

DOSE : Une graduation dans un litre d'eau. Boire le litre dans la journée, aux repas ou entre les repas.

LIQUEUR AURYAN

COMPOSITION : Liqueur à base de salsepareille, saponaire, douce-amère et noyer.

INDICATIONS : Donne de bons résultats dans les accidents consécutifs à l'ovariotomie et à la ménopause.

DOSE : Une cuillerée à soupe matin et soir, dans un peu d'eau sucrée.

LIQUEUR CONCENTRÉE DE PICHI LIMOUSIN

COMPOSITION : Liqueur à base du Pichi du Brésil.

INDICATIONS : Passe pour être très efficace contre la sécrétion d'urines purulentes.

DOSE : Un verre à liqueur 3 fois par jour.

§LIQUEUR DIGESTIVE RÉMY HANCHETT

COMPOSITION : Liqueur digestive destinée à la digestion artificielle du lait ou de toute autre nourriture.

Dose et mode d'emploi : 2 cuillerées à café de la liqueur sont nécessaires pour obtenir la digestion des farineux et du lait. Le lait doit être au préalable étendu d'un tiers d'eau froide. — Une cuillerée à bouche est nécessaire pour la digestion de la viande.

LIQUEUR HOR

Composition : Liqueur à base de kola, coca et glycérophosphate de chaux.

Dose : Une ou deux cuillerées à bouche après chaque repas.

LIQUEUR DE LAVILLE

Composition : La formule de ce médicament est restée secrète ; il contient probablement de la colchique et peut-être même de la coloquinte.

Mode d'administration : Dans les douleurs très violentes de goutte, donner une cuillerée à café dans une tasse de thé ; si au bout de 6 à 7 heures il n'y a pas d'amélioration, renouveler la dose, enfin si, après un nouvel intervalle de 6 à 7 heures, il n'y a eu ni soulagement ni évacuation, administrer une troisième cuillerée à café, puis attendre l'effet du médicament.

Si, 24 heures après l'ingestion de la 1re cuillerée, l'amélioration ne s'est pas dessinée, prescrire deux nouvelles doses séparées par un intervalle de huit heures. Dans les douleurs modérées, une cuillerée à café le matin pendant 3 jours de suite.

LIQUEUR MARIANI

Composition : Liqueur contenant 0,20 centigr. de terpine par cuillerée à bouche, associée à la coca.

Dose : 1 à 2 cuillerées à bouche matin et soir, ou avant les repas.

LIQUEUR PEPTOPHOSPHORIQUE ADRIAN

Composition : Chaque cuillerée à soupe contient 0,25 centigr. d'acide phosphorique anhydre. Son emploi constitue une application de la méthode de Joulie, c'est-à-dire occasionne l'absorption d'acide phosphorique pour acidifier l'organisme alcalinisé par la diathèse arthritique.

Dose : De 4 à 6 cuillerées à café par 24 heures, à prendre aux repas et additionnée d'un peu d'eau. Si son emploi amène du pyrosis, lutter au moyen de carbonate de chaux ou d'hydrate de magnésie, jamais de bicarbonate de soude (Joulie).

LISERONINE DU Dr DAVYSONN

Composition : Liqueur contenant par cuillerée à bouche :

Extrait de convolvulus	0,20	centigr.
Citrolactate de soude et lithine	0,10	—

Dose et mode d'emploi : S'emploie contre la goutte, la gravelle et le rhumatisme à la dose de 3 cuillerées à bouche le matin à jeun dans une infusion de feuilles de frêne ; le lendemain on prend seulement 2 cuillerées à bouche et on continue à cette dose.

En dehors des accès aigus, 1 ou 2 fois par semaine, on prend 1 cuillerée à bouche le matin à jeun dans une infusion.

LISTÉRINE

Composition : Liquide antiseptique composé d'essence de thym, eucalyptus, baptisia gaultheria et de menthe des champs ; chaque cuillerée à soupe renferme également 0,10 centigr. d'acide benzo-borique pur.

Dose : pour *l'usage interne*, une cuillerée à café 3 fois par jour, soit pure, soit étendue d'eau.

Pour *l'usage externe*, elle peut être employée seule ou diluée en toutes proportions.

LITHARSYNE

Composition : Médicament à base de chlorhydro-méthylarsinate de lithine présenté sous trois formes.

1º **Gouttes.**

Dose : 25 gouttes avant chaque repas.

2º **Pilules.**

Dose : De 4 à 6 par jour.

3º **Solution.**

Indications : Employée contre le diabète suivant la méthode de Labadie-Lagrave.

Dose : 2 cuillerées à soupe avant chaque repas.

LITHINE EFFERVESCENTE LEPERDRIEL

Composition : Sels de lithine granulés dosés à 0,15 centigr. de sel actif par mesure jointe au bouchon du flacon.

1º *Carbonate de lithine ;*

2º *Citrate de lithine ;*

3º *Benzoate de lithine ;*

4º *Salicylate de lithine ;*

5º *Glycérophosphate de lithine ;*

6º *Bromhydrate de lithine.*

Dose : On prend 2 à 5 doses par 24 heures de chacun de ces sels.

LITHINÉ GLANULÉE G. CHANTEAUD

Composition : Granulé à base de sels de lithine.

Dose : 2 à 3 cuillerées à café par jour.

LOFOTINE STROSCHEIN

Composition : C'est une huile de foie de morue sans impuretés, de digestibilité parfaite, préparée avec des foies frais de morue et rectifiée dans un courant d'acide carbonique.

LOTION DEQUÉANT

Composition : Lotion contre la calvitie contenant 80 0/0 d'éther méthyl-chlorhydroformique.

Dose : De une à 3 frictions par jour avec la lotion pure si possible, ou bien étendue d'eau (car la lotion est de prix élevé : 45 francs le litre).

LUCININE BORELLE

Composition : Poudre antiseptique au boro-gallate de soude. Elle est plus active que l'acide borique et s'emploie de la même façon et avec les mêmes indications.

LUSOFORME

Composition : C'est un liquide clair, jaunâtre, résultant de la combinaison du formol avec le savon ; antiseptique, désodorisant, et n'attaquant pas les instruments.

Dose : S'emploie à la dose de 1 à 2 cuillerées à café par litre d'eau.

LYCÉTOL ALCALIN ROUSSEL

Composition : Granulé contenant 0,50 centigr. de lycétol pur par cuillerée à café.

Dose : De 1 à 3 cuillerées à café par jour.

LYCÉTOL EFFERVESCENT VICARIO

Composition : Granulé effervescent. Le couverclemesure du flacon correspond à 0,25 centigr. de lycétol pur.

Dose : Dans les cas aigus, 2 à 6 mesures par jour, puis on continue pendant une quinzaine de ours, à la dose de 2 à 3 mesures par jour.

LYSOL

Composition : C'est un liquide |brun, de consistance huileuse, qui s'obtient en traitant le crésylol impur de houille par la potasse en présence d'un corps gras ou résineux.

Dose : S'emploie en solutions de 10 à 30 grammes par litre d'eau bouillie.

M

MAGNÉSIE ROY

Composition : Magnésie granulée effervescente.

Dose : *laxative*, 1 à 2 cuillerées à café le matin à jeun dans un verre d'eau ; *purgative*, 2 à 3 cuillerées à bouche.

MALT MORITZ

Composition : Préparation liquide de malt non pasteurisée, ni alcoolisée. Elle contient donc la maltose qui se dédouble à 70° et, n'étant pas alcoolisée, peut être supportée par tous les estomacs.

Dose : Une cuillerée à café par bock de bière ou un verre à liqueur pur à chaque repas.

MALTÉINE MACQUAIRE

Composition : Médicament sous forme granulée à base de malt, présentant les mêmes avantages et les mêmes indications que la kola.

Dose : 2 à 4 cuillerées à café par jour en nature ou en dissolution dans de l'eau ou la boisson habituelle.

MALTÉSINE TISSOT

Composition : Préparation liquide stérilisée à base d'extrait de malt et de houblon.

Elle est digestive par les diastases ; tonique et stomachique par le houblon ; laxative grâce au lupulin.

Dose : Se prend en mangeant ou en dehors des repas, additionnée de 2/3 d'eau ordinaire ou minérale ou d'une infusion quelconque.

MANGANÉSIA

Composition : Solution permanganique arsénicale en flacon muni de son compte-gouttes.

Indications : Employée contre le diabète.

Dose : 20 gouttes dans un demi-verre à bordeaux de vin rouge, au commencement du déjeuner et du dîner.

En cas d'intolérance, commencer par 10 gouttes et augmenter progressivement.

MARÉONE

Composition : On désigne sous ce nom une solution titrée d'acide protocétrarique. Cet acide est le principe actif du lichen d'Islande.

Indications : Employé contre le mal de mer.

Dose : 20 gouttes sur un morceau de sucre ou dans un peu d'eau, dès qu'on est sur le bateau, renouveler si besoin d'heure en heure par 10 ou 20 gouttes. Ne pas dépasser cent gouttes.

MARSYLE CLIN

Composition : C'est un composé défini et stable qui renferme en combinaison une molécule d'acide cacodylique avec une molécule de fer (0,05 de fer pour 0,12 d'acide cacodylique) ; c'est donc du cacodylate de protoxyde de fer.

Trois préparations :

1° Gouttes.

Composition : Cinq gouttes contiennent 0,025 milligr. de marsyle.

Dose : 10 à 20 gouttes par jour, au moment des repas, dans un peu d'eau sucrée.

2° Globules.

Composition : Dosés à 0,025 milligr. de marsyle par globule.

Dose : 2 à 4 globules par jour.

3° Solution injectable.

Composition : En ampoules de 1 centim. cube dosées à 0,05 centigr. de marsyle par centimètre cube.

Dose : Une injection par jour.

MATÉOL GRANULÉ SAINT-MARC

Composition : Granulé contenant par cuillerée à café :

Caféine....................	0,10 centigr.
Glycérophosphate de chaux.	0,20 —

Dose : De 3 à 6 cuillerées à café par jour.

MÉDICAMENTS BORIES

Composition : Médicaments préparés à l'huile de chaulmoogra gynocardée.

Indications : Employés contre les maladies de la peau.

1º **Ampoules Bories.**

COMPOSITION : Dosées à 0,05 centigr. par ampoule.
MODE D'EMPLOI : Pour injections.

2º **Baume Bories.**

MODE D'EMPLOI : Pour onctions.

3º **Emplâtres Bories.**

MODE D'EMPLOI : Pour applications à demeure sur les placards de peau malades.

4º **Globules Bories.**

DOSE ET MODE D'EMPLOI : Les prendre après les repas, en commençant par un globule et augmenter progressivement jusqu'à 10 à 12 par jour, faire suivre d'une tasse de lait chaud.

5º **Savons Bories.**

MODE D'EMPLOI : Pour lavage en cas de maladies de peau.

6º **Suppositoires.**

COMPOSITION : Dosés à 1 gramme pour les *adultes* et 0,50 centigr. pour les *enfants*.

7º **Vaginols Bories.**

MODE D'EMPLOI : Ovules pour gynécologie.

MENTHONIT VICARIO

COMPOSITION : Comprimés dragéifiés à base de menthol et d'aconit; chaque comprimé contient une goutte d'alcoolature de feuilles d'aconit.

DOSE : De 3 à 10 par jour, les laisser fondre dans la bouche.

MERCURIAUX VIGIER

1º **Injections mercurielles.**

a) *Huile grise stérilisée Vigier* à 40 p. 100.

b) *Huile de calomel indolore* à 0,05 centigr. par centimètre cube.

c) *Huile de biiodure de mercure indolore.*

α) A 0,004 milligr. par centim. cube.

β) A 0,01 centigr. par centim. cube.

γ) A 0,015 milligr. par centim. cube.

d) *Injections au benzoate de mercure.*

2º **Savon mercuriel.**

Composition : A 33 p. 100 de mercure.

3º **Ovoïdes mercuriels.**

Composition : Contenant chacun 4 grammes d'onguent pour frictions.

4º **Sapocalomel.**

Composition : Au 1/3 pour frictions, onguent mercuriel ne salissant pas le linge.

MÉTHARSINATE CLIN

Composition : Préparation à base de méthylarsinate
disodique pur, ou arrhénal.

1º **Globules de métharsinate Clin.**

Composition : Enrobés au gluten et dosés à 0,01
centigr. de métharsinate.

Dose : 2 à 5 globules par jour.

2º **Gouttes de métharsinate Clin.**

Composition : Cinq gouttes contiennent exactement
0,01 centigr. de métharsinate.

Dose : De 5 à 25 gouttes par jour.

3º **Solution de métharsinate Clin.**

Composition : Solution titrée à 0,05 centigr. par centim. cube et stérilisée en tubes de 1 centimètre cube.

Dose : Une injection par jour.

MÉTHARSINATE DE FER CLIN

Composition : Préparations à base de méthylarsinate de fer.

1º Globules de métharsinate de fer.

Composition : A enveloppe de gluten, dosés à 0,01 centigr. de métharsinate de fer.

Dose : De 2 à 10 globules par jour.

2º Gouttes de métharsinate de fer.

Composition : Cinq gouttes contiennent 0,01 centigr. de métharsinate de fer.

Dose : De 10 à 15 gouttes par jour.

3º Solution de métharsinate de fer.

Composition : Solution titrée à 0,05 centigr. par centim. cube et stérilisée en tubes de 1 centim. cube.

Dose : Une injection par jour.

MÉTHYLARSINATES VIGIER

1º Méthylarsinate disodique Vigier.

a) *AMPOULES.*

Composition : Dosées à 0,05 centigr. par centimètre cube.

Dose : Une injection tous les jours.

b) *GOUTTES.*

Composition : Cinq gouttes représentent 0,01 centigr. de méthylarsinate.

Dose : De 5 à 25 gouttes par jour.

c) *PERLÉINES.*

Composition : Dosées à 0,025 milligrammes de méthylarsinate par perléine.

Dose : De 8 à 20 par jour.

2º Pilules de méthylarsinate de gaïacol Vigier.

Composition : Dosées à 0,025 milligrammes de méthylarsinate par pilule.

Dose : De 5 à 15 par jour.

MINORATINE GONNON

Composition : Médicament laxatif à base de bourdaine et de dihydroxylphtalophénone.

Il existe sous deux formes.

a) PILULES.

b) BONBONS AU CHOCOLAT.

Dose : *Laxative*, 1 ou 2 pilules ou bonbons le soir au coucher ou le matin à jeun, 1/2 dose pour les *enfants*, en divisant le bonbon avec un couteau ; *purgative*, 2 à 3 quelquefois 4 pilules ou bonbons le soir au coucher et le matin à jeun. Demi-dose pour les *enfants*.

MIXTURE ANTIDIABÉTIQUE MARTIN

Composition : Liquide presque incolore, de consistance légèrement sirupeuse, composé des principaux éthers de la glycérine avec l'huile d'amandes douces comme excipient.

Dose : 2 à 4 cuillerées à soupe par jour, de suite avant les deux principaux repas.

MONOFORMATE LITHINÉ GRANULÉ

Composition : Granulé à base de formiate de soude et de lithine.

Dose : 2 à 3 cuillerées à café par jour.

MONOL

Composition : Liquide antiseptique au permanganate de chaux.

Dose : Une cuillerée à soupe ou 20 grammes dans un litre d'eau.

MORRHUETINE JUNGKEN

Composition : Préparation liquide contenant par cuillerée à soupe :

Iode assimilable	0,015 milligr.
Hypophosphites composés	0,15 centigr.
Hypophosphite de quinine	0,01 —

DOSE : *Adultes,* 1 cuillerée à soupe après chacun des deux principaux repas.

De 8 à 12 ans: Une cuillerée à dessert.

Au-dessous de 8 ans: Une cuillerée à café.

MORRHUÏNE PUY

1º Morrhuïne simple.

COMPOSITION : Crème à l'huile de foie de morue contenant par grande cuillerée à soupe :

Huile de foie de morue	23 grammes.
Hypophosphites de soude et de chaux	0,25 centigr.
Malt digestif	2 grammes.

DOSE : De 2 à 4 cuillerées à soupe par jour, pure ou dans un peu d'eau, de lait ou de bière, car elle est miscible à l'eau.

2º Morrhuïne gaïacolée.

COMPOSITION : Contient par grande cuillerée à soupe:

Morrhuïne simple	23 grammes.
Carbonate neutre de gaïacol (Duo-tal)	0,25 centigr.

DOSE : S'emploie aux mêmes doses et de la même façon que la morrhuine simple.

3º Capsules de Morrhuïne.

COMPOSITION : Capsules à l'extrait complet d'huile de foie de morue; chaque capsule contient 0,002 milligr. d'iode combiné et correspond à 5 grammes d'huile de foie de morue.

DOSE : La dose est de 6 à 8 capsules par jour, à prendre de préférence au moment des repas et avec un peu d'eau ou de boisson habituelle.

MORRHUOL CHAPOTEAUT

Composition : Produit obtenu en traitant l'huile de
foie de morue par l'alcool à 90°. Ce dernier, séparé de
l'huile et distillé donne le morrhuol, qui renferme
tous les principes actifs de l'huile de foie de morue,
sauf la partie grasse, et représente 25 fois son poids
d'huile.

Il est renfermé dans des capsules dosées à 0,20 centigr. de morrhuol, correspondant à 5 grammes d'huile.

Dose : De 3 à 6 capsules par jour et au delà, aux
repas.

MORRHUOL CRÉOSOTÉ CHAPOTEAUT

Composition : En capsules contenant chacune :

Morrhuol simple............... 0,15 centigr.
Créosote...................... 0,05 —

Dose : 4 à 6 capsules par jour, au commencement
des repas.

MORRHUOMALTOL ÉCALLE

Composition : Granulé contenant tous les principes
actifs de l'huile de foie de morue, associés au malt
et au glycérophosphate de chaux.

Dose : *Adultes*, 2 mesures.

Enfants, 1 mesure.

Se prend avant chacun des deux principaux repas,
dans un peu d'eau.

MUCOGÈNE

Composition : Capsules à base de diméthyl-para-am-
monium β oxynaphtoxazine, produisant dans l'intestin une abondante sécrétion de mucus : les capsules
sont dosées à 0,10 centigr.

Dose : 2 à 3 capsules avant le repas du soir.

MUIRACITHINE

Composition : Pilules à base des principes actifs du lignum muira-puama et de lécithine.

Dose : De 3 à 5 pilules par jour, contre l'impuissance sexuelle.

MUSCULINE GUICHON

Composition : C'est de la viande crue sans mélange d'aucun agent chimique, préparée en tablettes ou pastilles glacées, dont chacune, du poids de 2 grammes, représente 10 grammes de viande crue.

Dose : De 10 à 20 pastilles par jour.

MUSCULOSINE BYLA

Composition : C'est un liquide sirupeux préparé à froid par expression de la chair de muscle du bœuf. Une cuillerée à bouche équivaut à 125 grammes de viande hachée, débarrassée des parties fibrineuses.

Dose : Se prend par cuillerées à bouche dans la boisson préférée, ou mieux dans de l'eau de seltz à tous moments de la journée.

MYOGLOBINE MAURIN

Composition : Saccharolé vermiculé à base d'oxy-hémoglobine, de glycérophosphate de chaux et de levure de bière.

Dose : 3 à 4 cuillerées à café par jour.

MYRRHINE

Dentifrice sec antiseptique, ni toxique, ni caustique.

N

NARCYL GRÉMY

COMPOSITION : Médicament à base de chlorhydrate d'éthylnarcéine, préparé sous deux formes.

INDICATIONS : C'est un spécifique de la toux.

1º **Sirop**.

COMPOSITION : Dosé à 0,03 centigr. par cuillerée à bouche.

DOSE : On en prend de 3 à 6 cuillerées à soupe par jour, suivant l'intensité.

Chez les *enfants* de 7 *à 15 ans :* 1 cuillerée à soupe.

    —   de *4 à 7 ans :* 4 à 5 cuillerées à café.

    —   de *2 à 4 ans :* 1 à 3 cuillerées à café.

2º **Granules**.

COMPOSITION : Dosés à 0,02 centigr. par granule.

DOSE : De 4 à 8 par jour, suivant l'intensité.

NASOL FERTÉ

COMPOSITION : Vaseline boriquée au menthol en tubes d'étain.

MODE D'EMPLOI : Introduire l'extrémité du tube dans les narines, presser et renifler.

NECTOLS GARRIGUE

COMPOSITION : On désigne sous ce nom trois préparations liquides, à base de formiates alcalins.

a) *Nectol C.* — A base de formiate de chaux.

b) *Nectol S.* — A base de formiate de soude.

c) *Nectol F.* — A base de formiate de fer.

DOSES : 4 à 5 gouttes trois fois par jour, une demi-heure avant les repas, dans un peu d'eau sucrée.

NÉOARSYCODILE

COMPOSITION : Médicament à base de méthylarsinate disodique ou arrhénal.

Deux préparations.

1o **Ampoules.**

COMPOSITION : Ampoules de un centimètre cube, dosées à 0,05 centigr. par centimètre cube.

DOSE : Une injection sous-cutanée tous les jours.

2o **Pilules.**

COMPOSITION : Dosées à 0,01 centigr. par pilule.

DOSE : On prend de 4 à 5 pilules par jour, pendant 10 à 12 jours; s'arrêter 8 jours, reprendre ensuite.

NÉOQUININE FALIÈRES

COMPOSITION : Différentes préparations à base de glycérophosphate de quinine cristallisé.

S'emploie aux mêmes doses que le sulfate ou le bichlorhydrate de quinine.

1o **Ampoules.**

Pour injections hypodermiques.

COMPOSITION : Chaque ampoule renferme 0,01 centimètre cube de solution neutre et stérilisée, dosée à 0,50 centigr. de néoquinine.

2o **Cachets.**

COMPOSITION : Dosés rigoureusement à 0,25 centigr. de néoquinine.

3o **Pilules.**

COMPOSITION : Dosées à 0,10 centigr. par pilule.

4o **Suppositoires.**

COMPOSITION : Dosés à 0,15 centigr. de quinine et 2 grammes de beurre de cacao; ils peuvent donc être administrés aux enfants.

NÉOQUININE ARSÉNIÉE FALIÈRES

COMPOSITION : C'est un sel résultant de la combinaison de deux acides : l'acide monométhylarsinique et l'acide glycérophosphorique salifiés par une base unique la quinine.

DOSE : Il s'administre aux mêmes doses que le sulfate de quinine.

Il se présente sous 3 formes.

1º **Ampoules de néoquinine arséniée Falières.**

COMPOSITION : Chaque ampoule renferme un centimètre cube de solution stérilisée, dosée à 0,50 centigr. de néoquinine arséniée.

2º **Cachets de néoquinine arséniée Falières.**

COMPOSITION : Dosés à 0,25 centigr. de néoquinine arséniée.

3º **Capsules de néoquinine arséniée Falières.**

COMPOSITION : Dosées à 0,10 centigr. de néoquinine arséniée.

NERVOCITHINE TISSOT

COMPOSITION : Médicament à base de phospho-méthylarsinate et nucléoglobine. Il est préparé sous deux formes :

1º **Dragées.**

DOSE : De 1 à 4 par jour ; se reposer un jour sur six.

2º **Sirop.**

DOSE : De 1 à 2 cuillerées à bouche par repas ; se reposer un jour sur six.

NEURILLA

COMPOSITION : Contient les principes actifs de la scutellaire et d'autres plantes aromatiques, c'est un calmant du système nerveux.

Dose : Une cuillerée à café toutes les heures ou toutes les 30 minutes, puis espacer quand l'état nerveux se calme.

NEUROGAÏACOL

Composition : Granulé contenant par cuillerée à café.

Gaïacol........................ 0,15 centigr.
Glycérophosphate de chaux....... 0,10 —

Dose : De 2 à 3 cuillerées à café par jour, dans un peu d'eau.

NEURO-IODURE

Composition : Granulé contenant par cuillerée à café.

Iodure de potassium............. 0,33 centigr.
Glycérophosphate de chaux....... 0,15 —

Dose : De 3 à 4 cuillerées à café par jour.

NEUROSINE PRUNIER

Composition : C'est du phosphoglycérate de chaux pur. Il en existe différentes préparations.

1º **Cachets.**
Composition : Chaque cachet contient 0,30 centigr. de phosphoglycérate de chaux.
Dose : 2 à 3 cachets par jour.

2º **Granulé.**
Composition : Chaque cuillerée à café de granulé contient 0,30 centigr. de phosphoglycérate de chaux.
Dose : 2 à 3 cuillerées à café par jour, dans un peu de liquide.

3º **Sirop.**

Composition : Chaque cuillerée à bouche contient 0,30 centigr. de phosphoglycérate de chaux.

Dose : 2 à 3 cuillerées à bouche par jour.

NÉVRO-FORMINE

Composition : Granulé dont chaque cuillerée à soupe contient :

Formiate de potasse..............	0,25 centigr.
Formiate de soude..........	0,25 —

Dose : De 3 à 6 cuillerées à soupe par jour aux repas, avec un peu d'eau sucrée de préférence.

NÉVROSTHÉNINE FREYSSINGE

Composition : Préparation liquide dont dix gouttes contiennent :

Glycérophosphate de soude........	0,10 centigr.
Glycérophosphate de potasse.....	0,05 —
Glycérophosphate de magnésie...	0,05 —

Ne contient ni chaux, ni sucre, ni alcool, et peut être donné par conséquent aux diabétiques, aux artérioscléreux et aux albuminuriques.

En flacon compte-gouttes.

Dose : De 10 à 20 gouttes à chaque repas.

NISAMÉLINE DE TROUETTE-PERRET

Composition : Médicament à base de guaco, liane originaire du Mexique.

Indications : Employé contre les affections cutanées et prurigineuses.

Il est préparé sous différentes formes :

1º **Pilules.**

Composition : Dosées à 0,10 centigr. par pilule.

Dose : 4 par jour au début, augmenter jusqu'à 10 et 12.

2o **Sirop.**

COMPOSITION : Chaque cuillerée à café contient 0,20 centigr. d'extrait de guaco.

DOSE : 2 à 4 cuillerées à soupe ou à café, suivant l'âge.

3° **Poudre.**

Un flacon pour un grand bain ; pour les applications sur la peau, aller de la solution claire à une bouillie épaisse.

4° **Savon.**

Pour lavages et soins hygiéniques.

NOSOL

COMPOSITION : Liquide à base d'adrénaline, destiné à être employé en pulvérisations nasales dans l'asthme des foins. Chaque flacon est accompagné d'un petit pulvérisateur.

MODE D'EMPLOI : Pulvérisation dans les fosses nasales 3 ou 4 fois par jour, au moment où commencent les crises d'asthme des foins.

NUCLÉKINASE ADRIAN

COMPOSITION : La nuclékinase est un extrait intestinal contenant tous les principes actifs du suc intestinal. Elle est préparée sous deux formes :

1o **Pilules.**

COMPOSITION : Dosées à 0,10 centigr.

DOSE : 2 à 5 par jour aux repas pour adultes.

2o **Granulée** pour les enfants.

DOSE : 1 à 3 cuillerées à café par jour.

NUCLÉO-FER GIRARD

COMPOSITION : Pilules dosées à 0,10 centigr. de nucléinate de fer pur par pilule.

DOSE : De 4 à 6 pilules par jour, avant les repas.

NUCLÉOPEPTONE DU Dʳ VŒBT

Composition : Farine extraite des nucléines des végétaux et renfermant :

Des matières protéi- ques	(Albumine soluble { Diastase ferment
Des hydrates de car- bone	(Fécule grillée et diastasée { Lactose
Des éléments organi- ques et minéraux	⎛ Acide phosphorique con- ⎜ jugué ⎟ Glycérophosphate alcalino- ⎝ terreux.

Dose : Deux cuillerées à bouche par jour, délayées dans 200 grammes de bouillon, de lait ou de thé léger ; 1/2 heure avant les repas.

Si la nucléopeptone remplace toute autre alimentation, on en prend 8 à 10 cuillerées de la même façon.

Il est inutile de faire cuire.

NUTRILACTINE

Composition: Aliment phosphaté, préparé avec de la caséine, de la légumine, de la peptone et de la lécithine.

Dose : 2 à 3 cuillerées à soupe dans du lait ou du bouillon.

O

OCÉANINE

Composition : Eau de mer injectable, captée au large de la baie d'Arcachon et remplaçant le sérum artificiel.

Dose : Une ampoule tous les jours.

OCRÉINE GRÉMY

COMPOSITION : Préparation à base d'extrait des corps jaunes de l'ovaire, employée contre les troubles de la ménopause naturelle ou opératoire.

Préparée sous deux formes.

1º Pilules.

COMPOSITION : Dosées à 0,10 centigr. d'extrait de corps jaune.

DOSE : Dans la ménopause opératoire, 3 à 10 par jour; dans la ménopause physiologique, de 1 à 6 par jour jusqu'à disparition des troubles.

2º Ampoules.

COMPOSITION : Les ampoules ont une contenance de deux centimètres cubes.

DOSE : On pratique une injection intra-musculaire tous les 2 ou 3 jours.

ŒNASE DE COUTURIEUX

COMPOSITION : Comprimés dosés à 0,50 centigr. de ferment de raisin.

DOSE : 2 à 6 comprimés par jour, avant ou après les repas.

ŒNOCAFÉINE

COMPOSITION : Solution titrée de caféine au vin de Bourgogne mousseux.

DOSE : Une coupe contient 0,40 centigr. de caféine; on en prend 2 ou 3 par jour.

OSSINE STROSCHEIN

COMPOSITION : Préparée avec de l'huile de foie de morue associée à l'albumine, aux œufs frais et au sucre.

De conservation indéfinie. Son goût ne rappelle en

rien celui de l'huile de foie de morue. Elle peut être prise en été.

Dose : Se prend à doses un peu moindres que l'huile de foie de morue. On peut la prendre pure, ou mélangée à du lait, du café, ou du chocolat, car elle s'émulsionne très facilement.

OSTÉINE MOURIÈS

Composition : Granulé à base de phosphate calcique albumineux, extrait directement des os de bœuf et mélangé à de la farine.

Dose : 2 ou 3 cuillerées à café par jour, pur ou mélangé aux potages ou au lait.

OUATAPLASME LANGLEBERT

Composition : Mousseline fine et coton hydrophile imprégnés de mucilage aseptique.

Mode d'emploi : Tremper au moment de s'en servir dans un peu d'eau chaude. Recouvrir de la toile imperméable qui accompagne le ouataplasme.

OVO-LÉCITHINE BILLON

Composition : Médicament à base de lécithine de l'œuf que l'on prend de préférence à jeun ou une demi-heure avant les repas.

Plusieurs préparations :

1º **Ampoules.**

Composition : Dosées à 0,05 cent. par ampoule de un centimètre cube.

Dose : Une injection tous les jours ou tous les deux jours.

2º **Dragées.**

Composition : Dosées à 0,05 centigr. d'ovolécithine.

Dose : De 3 à 6 par jour.

3° Granulé.

COMPOSITION : Contenant 0,10 centigr. de lécithine par cuillerée à café.

DOSE : On en prend de 1 à 3 par jour ; demi-dose pour les enfants.

OVULES CHAUMEL

Ovules à la glycérine solidifiée et à base de tous les médicaments employés en gynécologie.

OVULES DERMA

Procédé de préparation des ovules, présentant toutes les garanties d'antisepsie désirables, grâce à l'enveloppe qui les entoure. Enlever la capsule extérieure avant leur introduction.

Se préparent à tous les médicaments employés en gynécologie.

OXYCYANURE D'HYDRARGYRE GUILLAUMIN

COMPOSITION : Comprimés dosés à 0,50 centigr. d'oxycyanure par comprimé.

DOSE : 1 comprimé ou 2 par litre d'eau pour avoir une solution antiseptique plus ou moins concentrée.

OXYLITHE

COMPOSITION : Dérivé des métaux alcalins ou alcalino-terreux, l'oxylithe dégage spontanément de l'oxygène au contact de l'eau, comme le carbure dégage de l'acétylène en laissant un résidu de lessive de soude, de potasse ou de chaux.

MODE D'EMPLOI : Se présente en pains de 50 gr. Un pain mis en contact avec un litre d'eau dégage environ 150 litres d'oxygène.

P

PAIN ANTIDIABÉTIQUE FOUGERON

COMPOSITION : Pain pour diabétiques, sans gluten, à base des principes actifs de l'amande.

Forme pavé : Morceaux carrés contenant de la mie et se conservant une huitaine de jours seulement.

Forme galette et bâtonnets : Ne contenant pas de mie. Morceaux extra-cuits et se conservant indéfiniment.

PAIN DE GLUTEN HEUDEBERT

COMPOSITION : Pain à base de gluten pour diabétiques.

PAIN DE SOYA LECERF

COMPOSITION : Pain pour diabétiques à base de farine très azotée ne contenant que très peu de substances amylacées et sucrées.

PANAMIDE CAVAILLÈS

COMPOSITION : Préparation liquide à base de panama et de saponaire.

DOSE : On en emploie 2 à 4 cuillerées à soupe par litre d'eau.

PANCRÉATINE DEFRESNE

COMPOSITION : Diverses préparations à base de pancréatine.

1º **Elixir digestif à la pancréatine.**

DOSE : Se prend à la dose de un verre à liqueur à chaque repas. Il est dosé à un gramme de pancréatine par verre à liqueur.

10.

2º **Pilules kératinisées.**

COMPOSITION : Dosées à 0,20 centigr. de pancréatine.

DOSE : De 4 à 5 pilules après chaque repas.

3º **Poudre de pancréatine.** Sans sucre.

DOSE : On prend de 2 à 4 fois par jour le contenu de la petite cuiller annexée au flacon.

4º **Sirop de pancréatine.**

COMPOSITION : Chaque cuillerée à bouche contient un gramme de pancréatine.

DOSE : On en prend 1 cuillerée à bouche après chaque repas.

S'emploie surtout chez les enfants auxquels on en donne 1 cuillerée à café après chaque prise de lait.

PANCRÉATINE SUPERACTIVE ADRIAN

Présentée sous deux formes :

1º **Pilules.**

COMPOSITION : Dosées à 0,10 centigr. par pilule.

DOSE : De 2 à 5 après chaque repas.

2º **Granulé.**

DOSE : Surtout pour les enfants, auxquels on en donne de 1 à 3 cuillerées à café par jour.

PANCRÉATOKINASE

Préparée sous deux formes.

1º **En capsules.**

2º **En granulé.**

DOSE : On prend 10 doses ou capsules pour obtenir l'effet désiré et 2 à 4 pour le maintenir. On cesse complètement quand l'effet eupeptique se maintient sans médicament.

A prendre au commencement de chacun des deux principaux repas.

PANGADUINE

COMPOSITION : Ce médicament contient tous les principes actifs : phosphoglycérides et lécithines, et les alcaloïdes de l'huile de foie de morue.

Il est préparé sous diverses formes :

1º **Dragées.**

COMPOSITION : Chaque dragée correspond à 2 cuillerées à bouche d'huile de foie de morue et est dosée à 0,05 centigr. de pangaduine.

DOSE : 2 à 3 dragées par jour.

2º **Elixir.**

COMPOSITION : Dosé à 0,10 centigr. de pangaduine par cuillerée à bouche.

DOSE : 1 à 2 cuillerées à bouche par jour.

3º **Granulé.**

COMPOSITION : Chaque cuillerée à café est dosée à 0,10 centigr. de pangaduine : une cuillerée à café correspond à quatre cuillerées à bouche d'huile de foie de morue.

DOSE : 1 ou 2 cuillerées à café par jour.

4º **Sirop.**

COMPOSITION : Dosé à 0,05 centigr. par cuillerée à bouche, équivalant à deux cuillerées à bouche d'huile de foie de morue.

DOSE : 2 à 3 cuillerées à soupe par jour.

PAPAÏNE TROUETTE-PERRET

COMPOSITION : C'est une pepsine végétale extraite du carica papaya.

Préparée sous trois formes :

1º **Cachets de papaïne.**

Dose : Un ou deux après chaque repas.

2º **Elixir de papaïne.**

Dose : Un verre à liqueur après chaque repas.

3º **Sirop de papaïne.**

Dose: Employé surtout chez les enfants : une cuillerée à soupe après chaque repas.

PAPIER ALBESPEYRES

Composition : Papier préparé avec de la cantharide titrée. 4 numéros d'après le degré d'intensité.

Nᵒˢ 1 faible — 1 — 2 et 3.

Mode d'emploi : Employé pour l'entretien des vésicatoires à demeure.

PAPIER BALME

Composition : Papier au sublimé.

Mode d'emploi : Tremper une feuille de ce papier dans deux litres d'eau.

PAPIER EYMONNET

Papier donnant lieu à un dégagement d'iode à l'état naissant.

Mode d'emploi : Tremper une feuille dans l'eau et l'appliquer de suite sur la peau. Recouvrir d'une feuille de taffetas gommé.

Enlever au bout de demi-heure à une heure.

PAPIER FRUNEAU

Composition : A base de nitre, datura, lobélie, jusquiame, belladone et digitale.

Mode d'emploi : Au moment des accès d'asthme, faire brûler un papier dans une soucoupe à proximité du malade.

PAPIER GICQUEL

Composition : A base de nitre, stramonium, belladone, digitale, lobélie et phellandrie.

Mode d'emploi : Faire brûler à côté du malade au
moment des crises d'oppression.

PAPIER SALICYGÈNE PETIT

Dégage, quand il a été trempé dans l'eau tiède, 3
grammes de salicylate de méthyle.

L'imperméabilité naturelle du papier évite l'emploi
de taffetas gommé ou de gutta-percha.

PASTILINES ROCBURY

Composition : Pastilles dragéifiées, de coloration
verte, contenant chacune :

Menthol......................	0,005	milligr.
Naphtol.......................	0,005	—
Borate de soude..............	0,02	centigr.
Essence d'eucalyptus.		Q. S.
Sucre pur.....................		Q. S.

Dose : De 2 à 10 par jour.

PASTILLES ACARD

Composition : Chaque pastille contient :

Cocaïne.......................	0,02	centigr.
Chlorate de potasse............	0,20	—
Borax........................	0,20	—

Dose : 2 à 3 pastilles par jour.

PASTILLES BELIN

Composition : Pastilles à base de goudron, eucalyptol
et baume de Tolu.

Dose : 5 à 6 par jour.

PASTILLES BRUNELET

COMPOSITION : Chaque pastille contient :

Borate de soude.............. 0,06 centigr.
Menthol...................... 0,05   —
Cocaïne...................... 0,02   —

DOSE : 3 à 4 par jour.

PASTILLES DE CHARBON DE BELLOC

COMPOSITION : Elles sont à base de charbon de Belloc et de sucre.
DOSE : De 8 à 10 par jour.

PASTILLES DE COCAINE BRUNEAU

COMPOSITION : Chaque pastille contient :

Cocaïne...................... 0,002 milligr.
Alcoolature de racine d'aconit.. une goutte.
Borate de soude.............. 0,05 centigr.

DOSE : De 4 à 12 par jour.

PASTILLES DETHAN

COMPOSITION : Chaque pastille contient :

Chlorate de potasse........ 0,20 centigr.
Baume de tolu............. Q. S. pour aromatiser.
Sucre..................... Q. S.

DOSE : De 10 à 20 par jour.

PASTILLES FREYSSINGE

COMPOSITION : A base de goudron, codéine et tolu.
DOSE : De 5 à 10 par jour.

PASTILLES HOUDÉ

COMPOSITION : Chaque pastille contient trois milligrammes de chlorhydrate de cocaïne.
DOSE : De 5 à 8 par jour.

PASTILLES LEVASSEUR[1]

COMPOSITION : A base de lactucarium et suc de laitue.

DOSE : 10 à 15 par jour.

PASTILLES DE MANNITE DE BIRON-DEVÈZE

COMPOSITION : Pastilles laxatives à base d'extrait de manne.

DOSE : *Adultes,* 10 à 12 pastilles.
Enfants, 4 à 6 pastilles.

PASTILLES MARIAN

COMPOSITION : Chaque pastille contient :

Extrait de coca............... 0,10 centigr.
Chlorhydrate de cocaïne........ 0,002 milligr.

DOSE : 4 à 8 par jour.

PASTILLES DE NEUROTROPE MARCIAL

COMPOSITION : Chaque pastille contient 0,30 centigr. de polyglycérophosphates acides purs, de chaux, de fer, de magnésie, de potassium, de sodium, et d'ammonium.

DOSE : De 2 à 3 par jour.

PASTILLES PATERSON

COMPOSITION : Pastilles à base de bismuth et de magnésie décarbonatée, aromatisées à la menthe, à la fleur d'oranger, à l'anis et au citron.

DOSE : 15 à 20 pastilles par jour. Demi-dose pour les *enfants.*

PASTILLES PETIT-ALBOUY

COMPOSITION : Pastilles à l'aconitine.
DOSE : 4 à 5 jour.

PASTILLES VALDA

Composition : A base d'extraits de plantes balsamiques.
Dose : 2 à 4 par jour.

PASTILLES VICTORIA

Composition : Pastilles à saveur chocolatée, laxatives
et purgatives, à base d'un produit d'origine synthétique.
Dose : 2 à 4 par jour.

PASTILS MÉRAN

Composition : Pastilles dragéifiées de coloration
blanche, contenant chacune :

Menthol......................	0,005	milligr.
Naphtol......................	0,005	—
Borate de soude...............	0,02	—
Chlorhydrate de cocaïne........	2/10	—
Sucre pur.....................	Q. S.	

Dose : *Adultes*, 2 à 10 par jour.
Enfants, 2 à 5 par jour.
A laisser fondre doucement dans la bouche.

PATE D'ACONIT BONJEAN

Composition : Bonbons à base d'aconit, d'érysimum
et de lichen.
Dose : 7 à 8 morceaux par jour.

PATE AUBERGIER

Composition : A base de suc de laitue.
Dose : De 6 à 10 morceaux par jour.

PATE BERTHÉ

Composition : Chaque morceau contient un demi-

milligramme de codéine et de l'essence de laurier-
cerise.

Dose : Destiné aux *enfants* principalement auxquels
on donne autant de morceaux de pâte que l'enfant a
d'années d'âge.

Chez les *adultes*, la dose est de 10 à 20 morceaux.

PATE DE LAMOUROUX

Composition : A base d'extrait thébaïque, de coquelicot, de lichen, réglisse, jujubes, tilleul, mou de
veau, erysimum et polygala.

Dose : 8 à 10 morceaux par jour.

PATE MARIANI

Composition : A l'extrait de coca du Pérou, à la
gomme et au sucre.

Dose : 8 à 10 bonbons par jour.

PATE PECTORALE DU Dr LANOIX

Composition : A base d'aconit.

Dose : De 10 à 12 morceaux par jour.

PATE RAMI

Composition : A base de cocaïne, aconit, acide benzoïque et codéine.

Dose : Une vingtaine par jour.

PATE DE REGNAULD

Composition : A base de fleurs pectorales, de gomme
arabique, de teinture de baume de Tolu et de sucre.

Dose : 8 à 10 bonbons par jour.

PATE DE VIDO

Composition : A base de stovaïne, héroïne et aconit.

Dose : 8 à 10 bonbons par jour.

PECTOPUNCH MOUSNIER

Composition : C'est un sirop constituant une véritable potion de Todd, à base de polygala, aconit et vieux rhum.

Dose : 5 à 6 cuillerées à soupe par jour.

PELLISÉOL

Composition : C'est une pommade antidermique à base de corps dérivés du tanin et de substances végétales.

Sans odeur, ni irritant, ni toxique et ne tachant pas le linge.

PEPSIGÉNOL BOISSY

Composition : Comprimés d'un sel résultant de l'association de bicarbonate de soude et de carbonates de chaux et de magnésie.

Dose : 2 à 3 comprimés à sec sur la langue, ou bien dilués dans 1/4 de verre d'eau pure ou sucrée, une heure après les repas, ou au moment des crises gastriques.

PEPSINE ABSOLUE OLLÉAC

Composition : Pepsine de porc au titre 100, présentée en flacons stérilisés de 1 gramme chacun, ce qui en garantit la conservation indéfinie.

Dose : C'est une poudre qui s'ordonne à la dose moyenne de 1 à 2 tubes par jour, principalement avant les repas, dans tout liquide.

PEPTOFER DU Dr JAILLET

Composition : A base de chloropeptonate de fer, en liquide sirupeux.

Dose : Un verre à liqueur de suite après chaque repas.

PEPTOGAIACOL JEANNON

COMPOSITION : Liquide dont chaque cuillerée à bouche contient :

Viande peptonisée.............. 20 grammes.
Gaïacol cristallisé.............. 0,20 centigr.
Chlorhydrophosphate de chaux.. 0,20 —

DOSE : De 2 à 5 cuillerées à soupe par jour.

PEPTOKOLA ROBIN

COMPOSITION : Liqueur de goût agréable, à base de glycérophosphate de chaux et de soude, de kola et de peptone.

DOSE : Un verre à liqueur après chaque repas.

PEPTOMALTINE VIREY

COMPOSITION : C'est un extrait de malt non alcoolisé.

DOSE : Deux verres à liqueur par jour.

PEPTONATE DE FER ROBIN

COMPOSITION : Association de fer et de peptone ; ce médicament est présenté sous plusieurs formes.

1º **Gouttes concentrées.**

DOSE : On en prend 10 à 30 gouttes par repas, dans un peu de vin ou d'eau.

2º **Elixir.**

DOSE : On en prend 1 verre à liqueur à chaque repas.

3º **Vin.**

DOSE : On en prend 1 verre à liqueur après chaque repas.

PEPTONE BYLA

COMPOSITION : C'est une peptone en poudre entièrement désodorisée, soluble dans tous les liquides, et représentant la valeur nutritive de 10 fois son poids de viande.

Dose : 4 cuillerées à bouche par jour dans du bouillon, du lait ou un grog.

PEPTONE CATILLON

Trois préparations :

1º **Poudre**.

Composition : Elle représente 10 fois son poids de viande.

Dose : On en prend une cuillerée à soupe dans un grog ou dans du lait sucré; on peut également la donner en lavements.

2º **Solution**.

Composition : Elle contient 3 parties de viande de bœuf.

Dose : On en prend 4 à 5 verres à liqueur par jour.

3º **Vin de peptone**.

Composition : Chaque verre à madère contient :

Viande crue..................	30	grammes.
Glycérophosphates............	0,40	centigr.

PEPTONE CORNÉLIS

Composition : Produit sec provenant de la digestion artificielle de la viande et représentant 10 fois son poids de viande.

Dose : On en prend de 3 à 6 cuillerées à bouche par jour.

PEPTONE DEFRESNE

Plusieurs préparations.

1º **Elixir de peptone**.

Dose : 2 cuillerées à bouche après chaque repas.

2° **Peptone paillettes.**

Dose : 1 ou 2 cuillerées à bouche, dans du bouillon, du lait, ou de l'eau, avant les repas ou au milieu de la journée.

3° **Peptone liquide.**

Dose : De 3 à 6 cuillerées à bouche, dans du bouillon ou en lavement.

4° **Vin de peptone.**

Dose : 1/2 verre à 1 verre à madère après le repas comme tonique, ou avant les repas comme apéritif.

PEPTONE OLLÉAC

Composition : En poudre complètement assimilable, représentant 12 fois son poids de viande maigre, à odeur agréable de viande rôtie.

Mode d'emploi : Se prend, suivant les cas, à la dose de 2 à 6 cuillerées à soupe par jour, dans tous les liquides et également dans des purées de légumes farineux.

PEPTONE RÉMY

Composition : Préparée avec de la viande de bœuf peptonisée, d'un goût très agréable de viande rôtie.

Dose : On en prend 1 à 2 cuillerées à soupe deux fois par jour, dans du bouillon, du lait ou du vin.

PEPTONE SOLUBLE DU Dr SCHMITT

Composition : Obtenue par digestion artificielle de viande de bœuf, elle correspond à 15 fois son poids de viande pure.

Deux préparations :

1° **Poudre.**

Dose : Se prend aux repas par cuillerées à café, à dessert ou à soupe dans du bouillon, du lait, de l'eau sucrée ou du vin généreux.

2º **Vin de peptone.**

Composition : Titré à 5 pour cent.

Dose : Un ou deux verres à liqueur, à la fin de chaque repas.

PEPTONE VASSAL

Composition : Contient 80 0/0 d'albumose peptone et représente 16 fois son poids de viande directement assimilable.

Dose : Dans les *états aigus*, on prend un flacon en trois jours.

Dans les *états chroniques*, 4 cuillerées à soupe par jour dans du potage, du vin, du lait, des grogs faibles ou des tisanes.

PEPTOSANTAL VICARIO

Composition : Santal ayant subi la digestion pancréatique préalable, il est très facilement absorbé et peut être par conséquent donné à hautes doses sans inconvénient.

Deux préparations :

1º **Capsules.**

Composition : Chaque capsule contient 0,20 centigr. d'essence de santal pure.

Dose : 5 à 10 capsules par jour.

2º **Sirop.**

Composition : Chaque cuillerée à soupe correspond à 0,60 centigr. d'essence de santal.

Dose : De 2 à 4 cuillerées à soupe par jour.

PERBORATE DE SOUDE DE L'OXYLITHE

Composition : Nouvelle substance correspondant à

la combinaison de l'eau oxygénée avec le borate de soude ou borax (procédé Jaubert).

DOSE ET MODE D'EMPLOI : Par simple dissolution dans l'eau, le perborate donne de l'eau oxygénée chimiquement pure.

Un kilogramme permet de préparer de 8 à 10 litres d'eau oxygénée à 8 ou 12 volumes.

PERHYDROL MERCK

COMPOSITION : Poudre d'eau oxygénée chimiquement pure pour la préparation extemporanée de l'eau oxygénée.

MODE D'EMPLOI : Une partie de perhydrol ajoutée à 9 parties d'eau distillée donne 10 parties d'eau oxygénée à 10 volumes.

PÉRICOLS LEGROS

COMPOSITION : Ce sont des discoïdes vaginaux, d'une élasticité parfaite, épousant la forme du col de l'utérus et à base de glycérine bellado-iodurée.

INDICATIONS : Employés dans le traitement des métrites.

PERLES DE CHAPOTEAUT

COMPOSITION : Pepsine dialysée, renfermée dans de petites perles solubles, transparentes.

DOSE : 2 perles après chaque repas.

PERLES DU Dr CLERTAN

A base de plusieurs médicaments :

1º **Perles de créosote.**

COMPOSITION : Chaque perle contient :

Créosote de hêtre.............,.....	0,05 centigr.
Huile de faîne.....................	0,25 —

DOSE : 4 à 5 par jour avec un 1/2 verre de liquide.

2º **Perles d'essence de térébenthine Clertan.**

COMPOSITION : Chaque perle est dosée à 0,25 centigr. d'essence de térébenthine.

DOSE : De 4 à 12 par jour.

3o Perles d'éther.

COMPOSITION : Dosées à 0,20 centigr. d'éther sulfurique rectifié.

DOSE : De 5 à 10 par jour.

4o Perles de gaïacol.

COMPOSITION : Chaque perle contient :

Gaïacol cristallisé synthétique....	0,10 centigr.
Huile de faîne...................	0,20 —

DOSE : De 4 à 5 par jour.

5o Perles d'iodoforme.

COMPOSITION : Chaque perle contient :

Iodoforme cristallisé............	0,05 centigr.
Huile d'amandes douces..........	0,25 —

DOSE : De 2 à 5 par jour.

6o Perles de quinine.

COMPOSITION : Elles se préparent aux différents sels de quinine suivants :

a) *Sulfate de quinine;*
b) *Bisulfate de quinine;*
c) *Chlorhydrate de quinine;*
d) *Bichlorhydrate de quinine;*
e) *Chlorhydro-sulfate de quinine;*
f) *Bromhydrate de quinine;*
g) *Bibromhydrate de quinine;*
h) *Valérianate de quinine;*
i) *Lactate de quinine;*
j) *Salicylate de quinine.*

Toutes ces perles sont dosées à 0,10 centigr. de sel de quinine.

PERSODINE LUMIÈRE

COMPOSITION : La persodine Lumière est à base de persulfate de soude.

INDICATIONS : Elle est employée contre l'anorexie.

DOSE : Elle est préparée en comprimés que l'on prend aux doses suivantes, en les faisant préalablement dissoudre dans un peu d'eau.

Adultes, 3 comprimés.

De 8 à 13 ans, 2 comprimés.

De 2 à 7 ans, 1 comprimé.

La solution de persodine qui était également préparée au début a été supprimée en raison de l'instabilité du produit en dissolution.

PERTUSSIN

COMPOSITION : Sirop à base d'extrait de thymol.

INDICATIONS : Employé contre la coqueluche et les maladies des voies respiratoires.

DOSE : *Adultes*, de 3 à 8 cuillerées à soupe.

Enfants, de 3 à 8 cuillerées à café.

PHARYNGINE

COMPOSITION : Préparation liquide à base de thymol, d'eucalyptol, d'essences anticatarrhales balsamiques.

INDICATIONS : Destinée à être employée en gargarismes dans toutes les affections de la gorge.

DOSE : 10 gouttes dans un verre d'eau tiède en gargarismes ; 30 gouttes dans de l'eau bouillante en inhalations.

PHÉNOL BOBŒUF

COMPOSITION : Dissolution alcaline au 15e non seulement d'acide phénique, mais aussi de tous les pro-

11.

duits pyrogénés antiseptiques se formant pendant la distillation des goudrons (crésol, crésylol, naphtol, créosote, gaïacol, etc.).Soluble en toutes proportions dans l'eau.

Mode d'emploi : S'emploie comme antiseptique, mélangé en toutes proportions suivant les besoins : la dose moyenne est de une cuillerée à soupe ou deux par litre d'eau, mais on peut augmenter ou diminuer cette quantité.

PHÉNOSALYL TERCINET

Composition : Préparation liquide dont la formule est la suivante :

Acide phénique................	9 grammes.
Acide salicylique.............	1 —
Acide lactique................	2 —
Menthol......................	0,10 centigr.

Dose : S'emploie en solutions à un pour cent.

Il existe de la *gaze au phénosalyl* pour les opérations de toute nature.

PHOSPHALBINE CHAUMEL

Composition : Granulé à base de phospho-albuminate de soude.

Dose : Une cuillerée à café à chaque repas.

PHOSPHATE DE FER LERAS

Composition : Cette préparation est à base de pyrophosphate de fer et de soude. Elle est dosée à 0,20 centigr. de sel de fer par cuillerée à bouche et se trouve en *sirop* et en *solution*.

Dose : De 2 à 4 cuillerées à soupe par jour.

PHOSPHATE GRANULÉ THIÉBAUD

COMPOSITION : Chaque cuillerée à café de ce granulé contient :

Phosphate de chaux..........   0,25 centigr.
Hypophosphite de soude......   0,05   —

Associés à une certaine quantité d'extrait de malt.

DOSE : De 2 à 4 cuillerées à café par jour dans un peu d'eau, de lait ou de bière, au moment des repas.

PHOSPHATE VITAL JACQUEMAIRE

Préparé sous trois formes :

1º **Ampoules injectables.**

a) *Ampoules de glycérophosphate de soude*, dosées à 0,20 centigr. par centimètre cube.

b) *Ampoules de glycérophosphate de chaux*, dosées à 0,20 centigr. par centimètre cube.

c) *Ampoules de glycérophosphate de fer*, dosées à 0,20 centigr. par centimètre cube.

DOSE : On fait une ou deux injections sous-cutanées par jour.

2º **Granulés.**

a) *Granulé de glycérophosphate de chaux*, dosé à 0,50 cent. par cuillerée à café.

b) *Granulé de glycérophosphate de soude*, dosé à 0,50 centigr. par cuillerée à café.

c) *Granulé de glycérophosphate de fer*, dosé à 0,50 centigr. par cuillerée à café.

d) *Granulé composé* (glycérophosphates de soude, de magnésie, de potasse et de fer), dosé à 0,50 centigr. de glycérophosphate composé par cuillerée à café.

DOSE : On prend de 2 à 3 cuillerées à café de ces différents granulés aux repas, dans un peu d'eau ou de vin.

3° **Solutions gazeuses.**

a) *Solution gazeuse de glycérophosphate de chaux,* dosée à 0,50 centigr. par cuillerée à bouche.

b) *Solution gazeuse de glycérophosphate de soude,* dosée à 0,50 centigr. par cuillerée à bouche.

Dose : On prend de 2 à 4 cuillerées à bouche de ces deux solutions par jour dans la boisson habituelle des repas.

PHOSPHATINE FALIÈRES

Composition : Sous forme de farine dont chaque cuillerée à bouche contient 0,20 centigr. de phosphate bi-calcique assimilable.

Dose et mode d'emploi : Une cuillerée à café dans une tasse de lait suffit en général pour les enfants de 6, 7 et 8 mois; plus tard une cuillerée à dessert, puis une cuillerée à soupe dans une tasse et demie de lait environ; deux ou trois fois par jour.

Se prépare comme toutes les autres bouillies, en faisant cuire cinq minutes environ.

PHOSPHATOSE VAUDIN

Composition : Préparation en poudre à base de phosphate tribasique de chaux tel qu'il existe dans le lait et complètement assimilable.

Dose : *Adultes,* 2 à 4 cuillerées à café par jour. *Enfants,* 1 ou 2 cuillerées à café, à prendre délayées dans du lait, ou mélangées aux potages. L'intérieur du bouchon sert de mesure et contient une cuillerée à café.

PHOSPHOCÉRÉALÉ MÉRAN

Composition : Granulé contenant la lécithine végétale et les principes phosphorés végétaux des céréa-

les suivantes : blé, seigle, orge, avoine, maïs et sarrazin.

DOSE : 1 à 2 cuillerées à café à midi et le soir pendant ou à la fin des repas. A prendre dans tous les
liquides, ou à croquer sec.

PHOSPHOGYNE FEDER

COMPOSITION : Farine lactée phosphatée, admirable·
ment supportée par les enfants.

DOSE : De 1 cuillerée à café à une cuillerée à soupe
par potage. Faire cuire pendant quelques minutes.

PHOSPHORÉOL

COMPOSITION : Granulé contenant par cuillerée à
café.

Acide phosphorique pur........	0,10 centigr.
Phosphate acide de soude.......	0,10 —

DOSE : De 2 à 3 cuillerées à café (ou mesures contenues
dans le flacon) avant ou après chaque repas.

PHOSPHOTAL CLIN

COMPOSITION : C'est du phosphite neutre de créosote,
présenté sous différentes formes.

1º **Capsules Clin au phosphotal.**

COMPOSITION : Capsules enrobées au gluten et dosées
à 0,20 centigr. de phosphotal.

DOSE : De 4 à 12 capsules par jour.

2º **Emulsion Clin au phosphotal.**

COMPOSITION : Contient 0,50 centigr. de phosphotal
par cuillerée à café.

DOSE : De 2 à 6 cuillerées à café prises dans du lait;
ou en lavement, en mettant 2 cuillerées à café dans
un demi-verre de lait.

3o Tubes stérilisés Clin au phosphotal.

COMPOSITION : Titrés à 0,10 centigr. par centimètre cube, en tubes de un centimètre cube. Ces tubes sont en solution huileuse.

DOSE : 1 ou 2 injections par jour.

PHOSPHO-VANADIOL HÉLOUIS

COMPOSITION : Granulé à base de glycérophosphate calco-vanadique.

DOSE : *Enfants,* 1 cuillerée-mesure.

Adultes, 2 cuillerées-mesures par jour.

PHYSIODÉINE FRANCOZ

COMPOSITION : La physiodéine contient par cuillerée à potage :

Iode physiologique..............	0,02	centigr.
Peptone du Codex...............	0,50	—
Phosphate physiologique........	0,20	—
Extrait de quina Grandval........	0,10	—
Arrhénal..,................,..	0,01	—

DOSE ET MODE D'EMPLOI : C'est un succédané de l'huile de foie de morue qui s'emploie aux doses suivantes :

Adultes, 1 verre à liqueur, avant chacun des deux principaux repas.

De 6 à 15 ans, 1 cuillerée à potage, avant chacun des deux principaux repas.

De 2 à 6 ans, une cuillerée à dessert, avant chacun des deux principaux repas.

PHYTINE

COMPOSITION : C'est le principe phospho-organique des graines végétales ; il contient 22,8 pour cent de phosphore organique assimilable.

Diverses préparations :

1o Cachets.

COMPOSITION : Dosés à 0,50 centigr. de phytine.

DOSE : De 2 à 3 cachets par jour.

2º Comprimés.

COMPOSITION : Dosés à 0,125 milligr. de phytine par comprimé.

DOSE : 2 à 3 comprimés par jour.

3º Gélules.

COMPOSITION : Dosés à 0,25 centigr. de phytine.

DOSE : De 4 à 6 par jour.

4º Granulé.

COMPOSITION : Dosé à 0,50 centigr. par cuillerée à café.

DOSE : De 2 à 3 cuillerées à café par jour.

5º Fortossan.

COMPOSITION : Comprimés de phytine en tablettes au sucre de lait, n'altérant pas le lait et destinés aux enfants au-dessous de 2 ans.

DOSE : On leur en donne de 1 à 3 tablettes par jour.

PILULES ACARD

COMPOSITION : Chaque pilule contient 0,02 centigr. d'agaricine.

INDICATIONS : Contre les sueurs des phtisiques.

DOSE : Deux pilules le soir en se couchant.

PILULES D'ANDERSON

COMPOSITION : Chaque pilule contient :

Aloës......................	0,025 milligram.
Gomme gutte................	0,025 —
Essence d'anis.............	0.01 centigr.

DOSE : De 1 à 4 le soir au coucher.

PILULES ANTIDIABÉTIQUES MIDY

COMPOSITION : A base de sizygium jambuléanum,

geranium robertianum,antipyrine,codéine,noix vomique et quinquina.

Dose : Quatre par jour pendant 15 jours, une semaine de repos, reprendre ensuite.

PILULES ANTIDYSPEPTIQUES LANCELOT

Composition : A base de quassine, de cascara sagrada et de strychnine.

Dose : 1 à 2 pilules au commencement de chaque repas.

PILULES ANTIGOUTTEUSES LARTIGUE

Composition : Chaque pilule contient 0,05 centigr. d'extrait de colchique avec de petites doses de digitale et de sulfate de quinine.

Dose : La dose quotidienne est de 2 à 6 pendant les accès ; entre les accès, une pilule par semaine pendant au moins un an.

PILULES ANTIHÉPATIQUES DU Dr DEBOUZY

Composition : A base de sels biliaires : taurocholate et glycocholate de soude, boldine, etc.

Dose : 6 par jour ; 2 au milieu de chaque repas.

PILULES BENGUÉ

Composition : A base de valérianate de quinine et d'aconitine cristallisée (1/6 de milligramme par dragée).

Dose : Contre les névralgies, on prend une pilule au moment des accès douloureux et au besoin une 2e une heure après ; on peut en prendre jusqu'à 4, mais ne jamais dépasser cette dose.

Ne jamais en donner aux *enfants*.

PILULES DE BLANCARD

COMPOSITION : Dosées à 0,05 centigr. d'iodure ferreux par pilule.

DOSE : De 2 à 6 par jour.

PILULES DE BLAUD

COMPOSITION : Chaque pilule contient :

Sulfate de potasse.............. 0,25 centigr.
Carbonate de fer.............. 0,25 —

DOSE : De 6 à 12 par jour aux repas.

PILULES BOSREDON

COMPOSITION : A base d'aloès des barbades, gomme gutte, coloquinte et crème de tartre. — Chacun de ces principes est contenu à la dose de 0,05 centigr.

DOSE : Une seule pilule le soir, en se couchant.

PILULES DE CABANÈS

COMPOSITION : Dosées à 0,01 centigr. de bichlorure de mercure, associé au gluten d'après le procédé du docteur Simonet de l'hôpital du Midi.

DOSE : 2 à 3 par jour.

PILULES CALMANTES DESCAYRAC

COMPOSITION : Chaque pilule contient :

Extrait thébaïque.............. 0,02 centigr.
Extrait de jusquiame.......... 0,01 —

DOSE : 1 à 3 par jour.

PILULES CÉPHALIQUES SAINT-MICHEL

COMPOSITION : Chaque pilule contient :

Bromhydrate de quinine......,..,	0,10 centigr.
Valérianate de quinine..........	0,10 centigr.
Aconitine cristallisée.. ....,.	1/10 de milligr.
Extrait d'opium...............,	0,02 centigr.
Extrait de belladone.............	0,02 —

INDICATIONS : Contre les accès de migraine.
DOSE : De 2 à 4.

PILULES COULPIER

COMPOSITION : Chaque pilule contient :

Permanganate de lithine.......	0,01 cent.
Méthylarsinate disodique.......	1/2 milligramme.

INDICATIONS : Contre le diabète et la furonculose.
DOSE : 8 à 12 par jour, au milieu des repas.

PILULES CRAUCK

COMPOSITION : A base de podophyllin.
DOSE : *Adultes*, 1 ou 2 le soir, au coucher.
Enfants, 1/2 pilule.

PILULES CRONIER

COMPOSITION : Pilules à l'iodure de fer et de quinine.
DOSE : *De 2 à 5 ans*, une matin et soir.
De 6 à 12 ans, une matin et soir au début, puis augmenter jusqu'à 3 le matin et 2 le soir.
De 12 ans et au-dessus, 2 matin et soir pour commencer, puis augmenter jusqu'à huit par jour.

PILULES DE CURANDINE RAMOS

COMPOSITION : A base de méthylarsinate disodique, d'hémoglobine et de protoxalate ferreux.
DOSE : *De 8 à 12 ans*, 1 avant chaque repas de midi et du soir.
De 12 à 16 ans, 1 avant chacun des trois repas.

Au-dessus de 16 ans, 2 avant chacun des deux repas de midi et du soir.

PILULES DEHAUT

Composition : A base d'aloës, de gomme gutte et d'extrait de pissenlit.

Dose : 1 à 2 le soir au coucher.

PILULES DOUMER

Composition : Chaque pilule contient 0,05 centigr. de bleu de méthyle.

Dose : De 4 à 8 en plusieurs fois, avant les repas.

PILULES D'ÉMODINE MARTIN

Composition : Pilules à base des principes actifs de la rhubarbe.

Dose : 2 pilules avant le repas du matin, 2 avant le repas du soir.

PILULES ÉPARVIER

Composition : Chaque pilule contient :

Extrait de cascara sagrada......	0,10 cent.
Poudre de cascara sagrada......	0,05 —

Dose : Une pilule tous les soirs au dernier repas.

PILULES D'ÉUONYMINE THIBAULT

Composition : A base du principe actif de l'éuonymus atropurpureus, arbre originaire de l'Amérique du Nord.

Indications : Contre la constipation habituelle.

Dose : Une ou deux pilules tous les soirs avant de se coucher.

PILULES FALTRANCK

COMPOSITION : A bâse de différents médicaments laxatifs, stimulants, cholalogues et hydragogues.

DOSE : *Purgative*, 4 pilules.

Laxative, 1 ou 2 le soir au repas.

Dépurative, 1 tous les soirs au repas.

PILULES HANOTEL

COMPOSITION : Chaque pilule contient :

Créosote.......................	0,05	centigr.
Baume de Tolu.................	0,05	—
Poudre de réglisse.............	0,10	—

DOSE : 4 à 6 par jour aux repas.

PILULES HÉMATOGÈNES DU Dr VINDEVOGEL

COMPOSITION : A base de lactate ferro-manganeux, dioscoridate de fer, noix vomique et amers.

DOSE : 2 à 6 par jour aux repas.

PILULES DU Dr LAGNOUX

COMPOSITION : A base de valérianate de caféine.

DOSE : De 4 à 8 tous les jours ; elles sont uniquement destinées aux adultes.

PILULES DE LANCEREAUX

COMPOSITION : Chaque pilule contient :

Scille..........................	0,05	centigr.
Digitale........................	0,05	—
Scammonée	0,05	—

DOSE : 4 à 8 par jour.

PILULES LITHURANÉES BASSET

COMPOSITION : A base d'hélonine, bromure de lithium, uranium et geranium robertianum.

Dose : 6 par jour contre le diabète.

PILULES DE MOUSSETTE

Composition: Chaque pilule contient :

Aconitine cristallisée............	1/5 milligr.
Quinium pur...................	0,05 centigr.

Dose : 2 par jour, une matin et soir, en augmentant si c'est nécessaire, suivant la susceptibilité du malade.

PILULES NIVERNAISES

Composition : Chaque pilule contient :

Créosote.................	0,05	centigr.
Arséniate de soude.........	0,001	milligr.
Iodoforme	0,01	centigr.

Dose : 2 à 4 par jour.

PILULES DE POURTAL

Composition : Chaque pilule contient :

Tartrate ferrico-potassique......	0,10	centigr.
Extrait de colombo............	0,025	milligr.
Arséniate de fer.............	0,001	—

Dose: 2 à 4 à chaque repas.

PILULES DE PROTOIODURE DE FER VÉZU

Composition : Chaque pilule contient :

Iodure de fer.................	0,04 centigr.
Fer réduit par l'hydrogène.......	0,02 —

Dose : 4 à 6 au commencement des repas pour les *adultes;* 1 à 2 chez les *enfants.*

PILULES DE QUASSINE FRÉMINT

Composition : Chaque pilule contient 0,02 centigr. de quassine et des extraits amers.

Dose : 1 à 2 avant chaque repas.

PILULES QUOTIDIENNES

Composition : A base de rhamnus frangula et leptendra virginica.

Dose : 1 à 2 le soir au coucher.

PILULES SAINT-CLOUD

Composition : Chaque pilule contient :

Aconitine cristallisée..........	1/8 de milligr.
Valérianate double de quinine et d'antipyrine.............	0,20 centigr.

Dose : 3 à 4 par jour.

PILULES SALICYGÈNES PETIT

Composition : Chaque pilule dégage 0,05 centigr. de salicylate de méthyle pur et 0,012 milligr. de chlorure de lithium.

Dose : 2 à 4 pilules par jour.

PILULES DU Dr SÉJOURNET

Composition : Pilules antidiabétiques à base de santonine.

Dose : Une pilule à chaque repas.

PILULES SPASMA

Composition : Chaque pilule contient :

Héroïne......................	0,005 milligr.
Codéine	0,005 —

Dose : 2 à 4 par jour.

PILULES SPÉCIFIQUES DU Dr ARNOLD

Composition : Chaque pilule contient :

Extrait fluide de cascara amarga...... 0,06 centigr.
Extrait fluide d'hydrocotyle asiatique. 0,025 milligr.
Poudre thébaïque.................... 0,01 centigr.

DOSE : 1 à 3 le soir, avant de se coucher.

PILULES SYNERGIQUES DU Dʳ MANOURY

COMPOSITION : Chaque pilule contient :

Arséniate de fer........ 5 dixièmes de milligr.
Arséniate d'or.......... 5 dixièmes de milligr.
Arséniate de strychnine. 1 milligramme.

DOSE : 2 à 3 par jour.

PILULES TENDRON

COMPOSITION : A base de cimifuga racemosa.
INDICATIONS : Contre les bourdonnements d'oreille.
DOSE : 3 à 4 par jour, au début des repas.

PILULES TONI-FORMIQUES ROUSSEL

COMPOSITION : Pilules kératinisées, dosées à 0,20 centigr. de formiate de soude par pilule.
DOSE : De 3 à 6 par jour.

PILULES TRIA

COMPOSITION : A base de lécithine; elles sont dosées à 0,05 centigr. de lécithine par pilule, associée à la nucléine et aux glycérophosphates de chaux.
DOSE : 3 à 6 par jour, aux repas.

PILULES DE VALLET

COMPOSITION : A base de sous-carbonate de fer.
DOSE : 2 à 6 avant les repas.

PIPÉRAZINE EFFERVESCENTE MIDY

COMPOSITION : Granulé dosé à 0,20 centigr. de pipérazine par mesure jointe au flacon.

Indications : Granule employé contre la lithiase rénale et la goutte.

Dose : Dans les *crises aiguës,* de 3 à 6 mesures par jour ; comme *préventif,* de 1 à 3 mesures par jour, pendant 15 jours de chaque mois.

PIPÉRAZOL TISSOT

Composition : Granulé effervescent à base de pipérazine et de lithine.

Dose : Une cuillerée à café dans un verre d'eau, matin et soir.

PISTOIA PLANCHE

Composition : Médicament antigoutteux, sans colchique, à base de gentiane, de pistolochia et de différentes plantes. Il est préparé en cachets.

Dose : Un cachet par jour le matin à jeun ou 1/2 heure avant le repas de midi avec un peu d'eau minérale alcaline ou d'eau ordinaire, pendant un an.

L'année suivante, on prend le médicament seulement un mois sur deux.

PLASMA DE QUINTON

Composition : Eau de mer isotonique captée au large de la côte des Landes par la station biologique d'Arcachon, légèrement diluée avec de l'eau de source très pure.

Dose : Dans les *états chroniques,* deux injections de 100 grammes par semaine.

Pour les *hémorragies,* les *intoxications,* de 300 à 500 grammes et même un litre par 24 heures.

Chez *les enfants :*

Nouveau-né, de 10 à 30 centimètres cubes, tous les 2 jours.

De *6 mois à 1 an*, 30 à 50 centimètres cubes, tous les 2 ou 3 jours.

De *1 an à 3 ans*, 50 à 100 centimètres cubes, tous les jours.

PLASMINE VIEL

Composition : C'est une préparation liquide, composée d'un véritable plasma musculaire stérilisé et exempt de peptones, préparé d'après la méthode de Gautier et Richer, restant transformable en albumose par le suc gastrique.

Une cuillerée à bouche contient le suc de 50 grammes de viande et possède leur valeur nutritive.

Dose : *Adultes*, 1/4 ou 1/2 flacon par jour à la fin du repas de midi; prendre, de suite après, un peu de vin, de café, ou d'eau sucrée.

Enfants, demi-dose.

PLASMON

Composition : Produit en poudre essentiellement formé par la caséine et les nucléo-albumines du lait.

Il se présente sous différentes formes.

1° **Plasmon à l'extrait de bœuf.**

Composition : C'est une combinaison du plasmon et de l'extrait de bœuf, sous forme d'une gelée se dissolvant rapidement dans l'eau. L'ajouter aux potages.

2° **Plasmon simple.**

Composition : Sous forme de granulé à employer avec tous les aliments solides ou liquides; une cuillerée à café contient la même quantité de principes nutritifs que ceux contenus dans 125 grammes de filet de bœuf.

3° **Plasmon au cacao.**

Composition : Préparé avec des cacaos de qualité supérieure, il ne contient ni sucre, ni amidon, ni aucune substance chimique.

4° **Chocolat au plasmon.**

Composition : Contenant 25 p. 100 de plasmon. Deux tablettes de chocolat au plasmon équivalent, comme principe nutritif, à 125 grammes de filet de bœuf.

5° **Biscuits au plasmon.**

Composition : Composés de farine de première qualité à laquelle on ajoute 20 p. 100 de plasmon. Un biscuit au plasmon est aussi nourrissant qu'une demi-douzaine de biscuits ordinaires.

6° **Pain au plasmon.**

Composition : Dosé à 10 p. 100 de plasmon, un pain d'une livre contient les éléments nutritifs qui existent dans 750 grammes de viande de bœuf.

PNEUMOCOCCINE

Composition : Préparation à base de biiodhydrate de terpine, qui est un liquide huileux, incolore et aromatique. Préparé sous deux formes :

1° **Ampoules.**

Composition : Dosées à 5 p. 100 de biiodhydrate de terpine.

Dose : Contre la *pneumonie :* On emploie une injection de deux centimètres cubes tous les jours.

Contre la *pleurésie :* On emploie une injection de 2 centimètres cubes le premier jour, puis une injection de 1 centimètre cube tous les jours.

Contre la *tuberculose :* On emploie une injection de un centimètre cube tous les 2 jours.

2° **Capsules.**

Dose : On en emploie une à chaque repas; on peut porter la dose à 6 par jour. On les emploie dans les mêmes cas que les injections sous-cutanées; elles donnent en outre de bons résultats dans la diarrhée des tuberculeux.

PODOPHYLLE COIRRE

Composition : Pilules dosées à 0,02 centigr. de podophyllin.

Dose : Une pilule ou deux le soir en se couchant.

POLYBROMURE GONNON

Composition : Association des divers bromures de potassium, de sodium, d'ammonium et de strontium.

Deux préparations.

1º Poudre polybromurée.

Composition : En flacons accompagnés d'une petite cuiller contenant un gramme de polybromure.

Dose : A prendre de 1 à 3 cuillerées dans une infusion ou à la place de sel de cuisine dans les potages, œufs à la coque, etc.

2º Sirop.

Composition : Chaque cuillerée à soupe contient :

Bromure de sodium...............	0,75	centigr.
Bromure de potassium.........	0,75	—
Bromure d'ammonium.........	0,25	—
Bromure de strontium.........	0,25	—

Avec comme excipients le vin de Bordeaux associé au quinquina et à l'écorce d'oranges amères.

POLYFORMIATE COUTURIEUX

Composition : Comprimés dosés à 0, 25 centigr. de formiates de soude, de chaux, de magnésie et de fer, associés à la caféine.

Dose : De 3 à 12 par jour au moment des repas.

POLYPHORINE FREYSSINGE

Composition : Granulé contenant par cuillerée à café :

Glycérophosphate de chaux........ 0,15 centigr.
Glycérophosphate de soude........ 0,05   —
Glycérophosphate de fer.......... 0,03   —
Glycérophosphate de magnésie.... 0,02   —

Dose : 3 cuillerées à café par jour dans un peu de boisson aux repas.

POMMADE ADRÉNO-STYPTIQUE MIDY

Composition : A base d'adrénaline et de stovaïne avec comme excipients l'hamamelis, l'opium et le tanin. En tubes d'étain munis d'une canule.

Indications : Contre les hémorroïdes internes.

Mode d'emploi : Enfoncer la canule dans le rectum, presser le tube.

POMMADE ROYER

Composition : Pommade à base d'extrait de mille-feuille ; astringente et calmante.

Indication : Employée contre les hémorroïdes externes.

POUDRE D'ABYSSINIE D'EXIBARD

Composition : Poudre à base de nitre, de lobélie et de solanées vireuses, ne contenant ni opium, ni morphine, reproduit la formule du carton antiasthmatique du Codex moins le carton.

Mode d'emploi : Verser une petite cuillerée sur une soucoupe et allumer, ou bien fumer dans une pipe comme du tabac ordinaire.

POUDRE AMÉRICAINE LEROY

Composition : A base de poivre cubèbe et de grindelia robusta.

Mode d'emploi : Allumer un petit cône de cette
poudre formé dans une soucoupe et aspirer la fumée.

POUDRE ANTIASTHMATIQUE DU Dʳ CLÉRY

Composition : A base de suc de pin maritime, du
fruit de la Kasmych d'Egypte et de sels minéraux.

Mode d'emploi : Faire un cône dans une soucoupe,
allumer et aspirer la fumée.

Il en existe deux variétés :

Poudre nᵒ 1, la moins forte.

Poudre nᵒ 2, la plus forte.

Se servir généralement de la poudre nᵒ 1 et n'employer la poudre nᵒ 2 qu'en cas d'échec de la première.

POUDRE ESCOUFLAIRE

Composition : Il en existe deux numéros, nᵒ 1 et nᵒ 2.
On ne doit pas les confondre, car ils diffèrent complètement de composition. Chaque malade devra essayer les deux numéros et continuer l'usage de celui
qui lui aura paru le plus efficace.

Mode d'emploi : En faire un petit cône dans une soucoupe ; allumer et aspirer la fumée.

POUDRE ESPIC

Composition : Cette poudre répond à la composition
suivante :

Belladone......................	0,30	centigr.
Stramoine	0,15	—
Jusquiame.....................	0,05	—
Phellandrie.............	0,05	—
Extrait d'opium................	0,013	milligr.

12.

MODE D'EMPLOI : En faire un cône dans une soucoupe, allumer et respirer la fumée.

POUDRE JIFA

COMPOSITION : C'est une modification de la poudre de séné composée, par adjonction de tartrate stibié de potasse et de soude.

Il en existe une variété pour diabétiques, où le sucre est remplacé par du benzonaphtol.

DOSE : *Laxative*, une cuillerée à café dans un demi-verre d'eau le soir en se couchant.

Purgative, mêmes doses, mais pendant trois jours de suite.

POUDRE LAXATIVE ANDRÉ

COMPOSITION : Poudre laxative à base de séné, lavé à l'alcool.

DOSE : Une ou deux cuillerées à café dans un quart de verre d'eau au repas du soir ou avant de se coucher.

POUDRE LAXATIVE ROBERT

COMPOSITION : C'est une poudre de réglisse composée ne donnant pas de coliques.

DOSE : Une ou deux cuillerées à café le soir en se couchant.

POUDRE LAXATIVE DE VICHY DU Dr SOULIGOUX

COMPOSITION : Composée de poudre de séné lavé à l'alcool, associée à différents carminatifs, tels que fenouil, anis, etc.

Chaque cuillerée à café contient 0,75 centigr. de poudre de séné.

Dose : Une cuillerée à café délayée dans un peu d'eau le soir en se couchant.

POUDRE NUTRITIVE DU Dʳ VINDEVOGEL

Composition : Poudre à base des trois phosphates de chaux, de soude et de fer.
Dose : 3 cuillerées à café par jour aux repas.

POUDRE DE RESPIRATOR MAXIM

Composition : Poudre antiasthmatique à base de plantes américaines.
Dose : Faire un cône dans une soucoupe, allumer et respirer la fumée.

POUDRE SULFUREUSE SIMON

Composition : Cette poudre, destinée à préparer extemporairement de l'eau sulfureuse, est composée des éléments contenus dans les eaux sulfureuses naturelles.
Mode d'emploi : Faire dissoudre le contenu d'une mesure de poudre Simon dans un demi-verre d'eau, additionner d'une quantité égale de lait chaud et boire immédiatement à jeun.

POUDRE DE VIANDE DE FAVROT

Composition : A base de fibre de bœuf pure ; 25 gr. représentant 100 grammes de viande fraîche de bœuf.

POUDRE DE VIANDE ROUSSEAU

Composition : Poudre de viande pure, sans aucune addition.
Dose : 1 à 2 cuillerées à soupe 3 heures avant

chacun des deux principaux repas *dans les liquides froids.*

POUDRE DE VIANDE DE TROUETTE-PERRET

Composition : Cette poudre répond à la formule suivante :

Poudre de viande...................	3/5
Lactine...........................	1/5
Malt de lentilles..................	1/5

Une cuillerée à soupe représente 60 grammes de viande de bœuf.

Dose : De 1 à 2 cuillerées à soupe dans un demi-verre de lait, de chocolat ou d'eau sucrée 3 heures avant les principaux repas, *dans un liquide froid.*

POUDRES ADRIAN

Il existe sous ce nom deux poudres de viande.

1º *Poudre de bifteck Adrian,*
2º *Poudre de viande Adrian,*
3º *Poudre de lentilles.*

Composition : Les poudres de viande représentent par cuillerée à bouche de 15 grammes, 60 grammes de viande fraîche.

Mode d'emploi : On les délaye dans un peu d'eau, puis on sucre avec du sucre en poudre et on ajoute 1 à 2 cuillerées à café de rhum, cognac, anisette, etc.

La poudre de lentilles s'emploie en potages ; faire cuire quelques minutes.

POUDRES PATERSON

Composition : Paquets contenant une poudre composée d'un mélange de bismuth et de magnésie décarbonatée, aromatisé à la menthe, à la fleur d'oranger, à l'anis et au citron.

Dose : 2 à 4 paquets par jour avec un peu d'eau.

PRODUITS OPOTHÉRAPIQUES BOUTY

1º Hépatine Bouty.

COMPOSITION : Poudre d'extrait de foie.

DOSE : 10 grammes par 24 heures ; on délaye dans du bouillon légèrement tiède, au repas de midi.

2º Médulline Bouty.

COMPOSITION : Dragées contenant chacune 0,20 centigr. de moelle d'os de veau, correspondant à 1 gr. 20 de moëlle fraîche.

DOSE : Une dragée avant chaque repas.

3º Néphrine Bouty.

COMPOSITION : Dragées renfermant chacune 0,15 cent. de tissu desséché, correspondant à 0,90 cent. de tissu frais.

DOSE : 3 dragées dans les 24 heures, 1/2 heure avant les repas.

4º Ovigénine Bouty.

COMPOSITION : Chaque dragée contient 0,12 centigr. d'ovaire de génisse desséché, correspondant à 0,80 d'ovaire frais.

DOSE : Une dragée avant chaque repas.

5º Pulmonine Bouty.

COMPOSITION : Sirop à base d'extrait de poumon.

DOSE : 4 grandes cuillerées par 24 heures.

6º Séquardine Bouty.

COMPOSITION : Dragées dosées à 1 gramme d'extrait testiculaire.

DOSE : Une dragée à midi et le soir avant les repas.

7º Surrénaline Bouty.

COMPOSITION : Chaque dragée contient 0,10 cent. de capsules surrénales desséchées correspondant à 0,80 cent. de capsules fraîches.

DOSE : 1 à 4 dragées par jour.

8º **Thymusine Bouty.**

COMPOSITION : Chaque dragée contient 0,20 centigr. de thymus de veau sec correspondant à 1 gr. 50 de thymus frais.

DOSE : 3 dragées par 24 heures.

9º **Thyroïdine Bouty.**

COMPOSITION : Chaque dragée contient 0,10 centigr. de corps thyroïde desséché, correspondant à 0,70 cent. de glandes fraîches.

DOSE : On prend 2 dragées le matin à jeun.

10º **Ampoules Bouty.**

Ampoules injectables à base de tous liquides organiques.

PRODUITS OPOTHÉRAPIQUES CARRION

1º **Poudre entérique.**

COMPOSITION : Cachets dosés à 0,50 centigr.

2º **Poudre de fiel de bœuf.**

COMPOSITION : Cachets dosés à 0,10 centigr.

3º **Poudre de foie.**

COMPOSITION : Paquets de 5 grammes.

4º **Poudre mammaire.**

COMPOSITION : Cachets dosés à 0,50 centigr.

5º **Poudre d'ovaire.**

COMPOSITION : Cachets dosés à 0,20 centigr.

6º **Poudre surrénale.**

COMPOSITION : Cachets dosés à 0,30 centigr.

7º **Poudre de thyroïde.**

COMPOSITION : Cachets dosés à 0,10 centigr.

DOSE : On prend de 1 à 3 de ces différents cachets par jour.

8º **Ampoules injectables.**

Elles contiennent 2 centimètres cubes et servent pour le traitement sous-cutané ; chaque ampoule renferme la dose quotidienne du produit à injecter.

PRODUITS OPOTHÉRAPIQUES CHAIX

1º **Extrait des glandes intestinales.**

a) *ENTÉROKINASE.*

Composition : En pilules glutinisées, dosées à 0,20 centigr. d'entérokinase.

Dose : 2 à 4 pilules avant les repas.

b) *SECRÉTINE (voie hypodermique).*

Dose : En tubes de 3 centimètres cubes, contenant la dose pour une injection.

c) *SECRÉTINE (voie stomacale).*

En pilules glutinisées ; 2 à 4 une heure ou deux après le repas.

2º **Extrait des glandes surrénales.**

A. *EXTRAIT TOTAL OU SPHYGMOGÉNINE.*

a) *Sphygmogénine injectable* en tubes de 3 centimètres cubes, un tube par injection.

b) *Sphygmogénine en tablettes.*

Composition : Chaque tablette dosée à 0,20 centigr. d'organe frais.

Dose : De 2 à 8 par jour.

B. *EXTRAIT PARTIEL OU ADRÉNALINE.*

a) *Adrénaline injectable.* Titrée à un demi-milligramme par tube ; un tube par injection.

b) *Adrénaline au millième*, pour usage externe. En flacon compte-gouttes.

3º **Extrait hépatique.**

a) *EXTRAIT HÉPATIQUE INJECTABLE.*

Composition : En tubes de 3 centimètres cubes, dose nécessaire à une injection.

b) *HÉPATÉINE.*

Composition : En poudre. La cuillerée à café représente 50 grammes de foie frais.

Dose : On en prend de 2 à 4 cuillerées à café par jour.

c) *EXTRAIT BILIAIRE*.

Composition : En capsules, dosées à 0,80 centigr. de bile de bœuf.

Dose : De 3 à 6 et plus par jour.

4° Extrait hypophysaire.

a) *HYPOPHYSINE INJECTABLE*.

Composition : En tubes de 3 centimètres cubes.

Dose : Un tube par injection.

b) *TABLETTES D'HYPOPHYSINE*.

Composition : Dosées à 0,25 centigr.

Dose : Cinq par jour en moyenne.

5° Extrait musculaire.

Composition : Extrait injectable en tubes de 3 centimètres cubes.

Dose : Un tube par injection.

6° Extraits ovariques.

a) *LIQUIDE OVARIQUE INJECTABLE*.

Composition : En tubes de 3 centimètres cubes.

Dose : Un tube par injection.

b) *OVARINE EN TABLETTES*.

Composition : Dosées à 0,08 centigr.

Dose : De 5 à 10 par jour.

7° Extraits pancréatiques.

a) *EXTRAIT PANCRÉATIQUE INJECTABLE*.

Composition : En tubes de 3 centimètres cubes.

Dose : Un tube par injection.

b) *EXTRAIT SEC PANCRÉATIQUE*.

Composition : En cachets dont chacun correspond à 30 grammes d'organe frais.

DOSE : 2 à 4 par jour.

8° Extrait de placenta ou placentose.

COMPOSITION : En cruchons de 15 cuillerées. La cuillerée correspond à 50 grammes de placenta frais de brebis.

DOSE : 2 à 4 cuillerées à soupe par jour, on emploie cet extrait pur ou avec de l'eau de Seltz.

9° Extraits pulmonaires.

a) *LIQUIDE PULMONAIRE INJECTABLE.*

COMPOSITION : En ampoules de 3 centimètres cubes.
DOSE : Une ampoule par injection.

b) *GLYCÉROPNEUMINE.*

COMPOSITION : Extrait pulmonaire glycérique.
DOSE : Une cuillerée à dessert tous les jours.

10° Extraits de rate.

a) *EXTRAIT SPLÉNIQUE INJECTABLE.*

COMPOSITION : En tubes de 3 centimètres cubes.
DOSE : Un tube par injection.

b) *EXTRAIT SEC DE RATE.*

COMPOSITION : Extrait de rate en poudre destiné à la voie stomacale.

DOSE : 2 à 4 cuillerées à café par jour, dans une boisson froide ou du café noir.

11° Extraits de rate et de moëlle des os.

a) *EXTRAIT DE RATE ET DE MOELLE DES OS INJECTABLE.*

COMPOSITION : En tubes de 3 centimètres cubes.

DOSE : Un tube par injection.

b) *EXTRAIT LIQUIDE DE RATE ET DE MOELLE DES OS OU SPLENOMEDULLA.*

COMPOSITION : Préparation liquide destinée à l'ingestion stomacale.

GARDETTE. — Formulaire des spécialités. 13

Dose : Deux cuillerées à soupe par jour ; cette préparation s'emploie pure ou étendue d'eau froide.

12º **Extrait rénal**.

a) *NÉPHRINE INJECTABLE.*

Composition : En tubes de 3 centimètres cubes.

Dose : Un tube par injection.

b) *NÉPHRINE'S EXTRACT.*

Composition : Extrait pulvérulent.

Dose : De 2 à 6 cuillerées à café par jour dans du café noir, du cacao, etc.

13º **Extrait de substance grise**.

Composition : Extrait injectable en tubes de 3 centimètres cubes.

Dose : Un tube par injection.

14º **Extrait testiculaire**.

a) *LIQUIDE ORCHITIQUE INJECTABLE.*

Composition : En tubes de 3 centimètres cubes.

Dose : Un tube par injection.

b) *ORCHITINE CHAIX.*

Composition : En cachets. Le cachet correspond à 20 grammes d'organe frais.

Dose : Deux cachets par jour.

15º **Extrait thymique**.

a) *EXTRAIT THYMIQUE INJECTABLE.*

Composition : En tubes de 3 centimètres cubes.

Dose : Un tube par injection.

b) *EXTRAIT THYMIQUE SEC.*

Composition : En cachets, chaque cachet correspond à 20 grammes de thymus de veau.

Dose : 2 cachets par jour en moyenne.

16º **Extraits thyroïdiens**.

a) *EXTRAIT THYROIDIEN INJECTABLE.*

Composition : En tubes de 3 centimètres cubes.

Dose : Un tube par injection.

b) *THYROIDINE*.

Composition : En tablettes correspondant chacune à 0,30 centigr. d'organe frais.

Dose : De 5 à 10 tablettes par jour.

PRODUITS OPOTHÉRAPIQUES FLOURENS

Les principaux de ces produits sont :

1º **Orkitine.**

Composition : Pilules dosées à 0,30 centigr.

Dose : De 8 à 10 par jour.

2º **Ovairine.**

Composition : Pilules dosées à 0,10 centigr.

Dose : De 8 à 12 par jour.

3º **Pneumonine.**

Composition : Pilules dosées à 0,30 centigr.

Dose : De 5 à 10 par jour.

4º **Thyroïdine.**

a) *PASTILLES*

Composition : Dosées à 0,20 centigr.

Dose : De 2 à 3 par jour.

b) *PILULES*

Composition : Dosées à 0,05 centigr.

Dose : 2 à 5 par jour.

PRODUITS OPOTHÉRAPIQUES RÉMY

1º **Tablettes de capsules surrénales.**

Composition : Dosées à 0,25 centigr.

Dose : 4 à 5 par jour.

2º **Tablettes hépatiques.**

Composition : Dosées à 0,50 centigr.

Dose : 5 à 10 par jour.

3º **Tablettes de moëlle rouge et de rate.**

COMPOSITION : Dosées à 0,25 centigr.
DOSE : 4 à 5 par jour.

4º **Tablettes orchitiques.**
COMPOSITION : Dosées à 0,25 centigr.
DOSE : 8 à 10 par jour.

5º **Tablettes d'ovarine.**
COMPOSITION : Dosées à 0,25 centigr.
DOSE : 5 à 10 par jour.

6º **Tablettes placentaires.**
COMPOSITION : Dosées à 0,25 centigr.
DOSE : 8 à 10 par jour.

7º **Tablettes prostatiques.**
COMPOSITION : Dosées à 0,25 centigr.
DOSE : 3 à 4 par jour.

8º **Tablettes rénales.**
COMPOSITION : Dosées à 0,25 centigr.
DOSE : 8 à 10 par jour.

9º **Tablettes de sécrétine** (suc intestinal).
COMPOSITION : Dosées à 0,25 centigr.
DOSE : 5 à 8 par jour.

10º **Tablettes de thymus.**
COMPOSITION : Dosées à 0,25 centigr.
DOSE : 4 à 5 par jour.

11º **Tablettes de thyroïde.**
COMPOSITION : Dosées à 0,25 centigr.
DOSE : 5 à 10 par jour.

PRODUITS OPOTHÉRAPIQUES VIGIER

1º **Capsules de corps thyroïde.**
COMPOSITION : Dosées à 0,10 centigr.
DOSE : 2 à 6 par jour.

2º **Capsules hépatiques.**

COMPOSITION : Dosées à 0,30 centigr.
DOSE : 2 à 6 par jour.

3° **Capsules mamelliques.**
COMPOSITION : Dosées à 0,25 centigr.
DOSE : 2 à 6 par jour.

4° **Capsules orchitiques.**
COMPOSITION : Dosées à 0,20 centigr.
DOSE : 2 à 6 par jour.

5° **Capsules ovariques.**
COMPOSITION : Dosées à 0,20 centigr.
DOSE : 2 à 6 par jour.

6° **Capsules pancréatiques.**
COMPOSITION : Dosées à 0,50 centigr.
DOSE : 2 à 4 par jour.

7° **Capsules de parotide.**
COMPOSITION : Dosées à 0,20 centigr.
DOSE : 2 à 6 par jour.

8° **Capsules prostatiques.**
COMPOSITION : Dosées à 0,20 centigr.
DOSE : 2 à 6 par jour.

9° **Capsules surrénales.**
COMPOSITION : Dosées à 0,05 centigr.
DOSE : 2 à 8 par jour.

10° **Capsules de thymus.**
COMPOSITION : Dosées à 0,30 centigr.
DOSE : 2 à 6 par jour.

PRODUITS SPÉCIFIQUES BRETONNEAU

1° **Capsules spécifiques.**
COMPOSITION : Chaque capsule contient :

Benzoate de mercure............ 0,005 milligr.
Iodure de potassium .... 0,50 centigr

Dose : 2 à 6 capsules par jour.

2º Injection Bretonneau.

COMPOSITION : Injections sous-cutanées au benzoate de mercure dans le sérum isotonique (formule du professeur Gaucher) à 1 0/0.

Il existe également des solutions à 2, 3, 4 et 5 0/0.

3º Sirop spécifique.

COMPOSITION : Chaque cuillerée à soupe contient :

Benzoate de mercure............	0,01 centigr.
Iodure de potassium............	1 gramme.

DOSE : De 1 à 4 cuillerées à soupe par jour.

PROTARGOL LIQUIDE VICARIO

COMPOSITION : C'est un succédané du nitrate d'argent. Une goutte représente un centigramme de protargol. — Un centimètre cube contient 20 gouttes et représente 0,20 centigr. de protargol.

Permet de préparer extemporanément des solutions argentiques exactement titrées.

PULVÉOL

INDICATIONS : Antiseptique pour la bouche et la gorge.

Il existe deux préparations :

1º Poudre.

COMPOSITION : Chaque cuillerée à café contient :

Menthol......................	0,10 centigr.
Eucalyptol...................	0,075 milligr.
Terpinol.....................	0,050 —
Essence de pin...............	0,025 —

Soluble dans l'eau, pour inhalations et gargarismes.

2º Pastilles.

COMPOSITION : Chaque pastille contient :

Menthol...................... 0,015 milligr.
Eucalyptol................... 0,005 —
Terpinol..................... 0,005 —
Essence de pin............... 0,005 —
Chlorhydrate de cocaïne....... 0,001 —

DOSE : De 8 à 10 pastilles par jour.

PURGÈNE

COMPOSITION : Pastilles purgatives à base de phénolphtaléine.

Deux préparations :

1º **Purgène pour adultes**.
Tablettes de couleur crème.
DOSE : 1 à 3 par jour.

2º **Baby-purgène**.
Pour enfants, tablettes de couleur rose.
DOSE : 1 à 3 tablettes.
Les laisser fondre dans la bouche.

PURGINE LAURENT

COMPOSITION : Préparation présentée sous forme de petites pastilles de chocolat, à base de phénolphtaléine et de naphtolphtaléine.

DOSE : *Laxative : Enfants de 1 à 4 ans*, 1/2 pastille tous les matins à jeun ; *enfants de 5 à 12 ans*, 1 pastille ; *adultes*, 2 pastilles.

Purgative : Enfants, 2 pastilles; *adultes*, 3 à 4 pastilles.

PURGYL

COMPOSITION : Petites tablettes roses, à base de phtaléine du phénol, dosées à 0,10 centigr.

DOSE : *Laxative*, 1 à 2 tablettes.
Purgative, 3 à 4 tablettes.

PYOSINE

INDICATION : Médicament contre les suppurations.

COMPOSITION : A base de salicyl-cinnamo-dioxyben-zol.

1° En poudre.

Pour saupoudrer les plaies après lavage.

2° Solution glycérinée.

DOSE : On l'emploie:

a) *Pure* contre les *petites ulcérations* qu'on touche avec un tampon de coton imbibé de cette solution.

b) *En solution*, à la dose de 1 cuillerée à bouche pour un litre d'eau bouillie, pour les *gargarismes* et les *lavages des muqueuses*.

c) *En solution*, à la dose de 2 cuillerées à bouche par litre d'eau, dans tous les autres cas.

PYRAMIDON ADRIAN

COMPOSITION : C'est un mélange de pyramidon associé à un excipient alcalino-terreux pour prévenir les exanthèmes causés par le médicament.

Deux préparations :

1° Comprimés dragéifiés.

COMPOSITION : Dosés à 0,10 centigr., mis en flacons plats pour que le malade puisse emporter facilement le médicament dans sa poche et le prendre au moment des crises névralgiques.

DOSE: De 3 à 5 par jour.

2° Granulé effervescent.

COMPOSITION : Chaque mesure ou cuiller à café contient 0,30 centigr. de pyramidon.

DOSE : De 1 à 3 mesures par jour, dans un peu d'eau ; avaler en pleine effervescence.

Q

QUASSIA-KINA RABOT

COMPOSITION : Vin tonique à base de quassia amara et d'écorces d'oranges amères.

DOSE : Un verre à madère au moment des repas.

QUASSINE ADRIAN

COMPOSITION: Préparation à base de quassia amara. Deux formes :

1º **Dragées.**

COMPOSITION : Dosées à 0,025 milligrammes de quassine amorphe.

DOSE : Une dragée dans un peu d'eau, avant chacun des deux principaux repas.

2º **Granules.**

COMPOSITION : Dosés à 0,002 milligrammes de quassine cristallisée.

DOSE : Un granule avant chacun des deux principaux repas.

QUINATE DE LITHINE GRANULÉ ADRIAN

COMPOSITION : Chaque cuillerée à café ou mesure placée sous le bouchon contient 0,50 centigr. de médicament actif.

INDICATIONS : Contre la goutte.

DOSE : De 2 à 4 cuillerées à café ou mesures, au moment des repas.

QUINIUM LABARRAQUE

COMPOSITION : Vin tonique contenant tous les prin-

13.

cipes actifs du quinquina : 3 grammes de principes toniques et 1 gr. 50 d'alcaloïdes par litre.

Dose : Un verre à liqueur avant ou après chaque repas.

QUINIUM ROY GRANULÉ

Composition : Granulé soluble contenant tous les principes actifs du quinquina.

Dose : Comme *tonique*, il s'emploie à la dose de 1 cuillerée à café à chaque repas.

Comme *fébrifuge*, à la dose de 1 cuillerée à bouche à chaque repas.

QUINIUM ROY PHOSPHATÉ

Composition : Granulé contenant 0,30 centigr. de glycérophosphate par cuillerée à café de quinium simple.

Dose : Une à trois cuillerées à café par jour après les repas, dans un peu d'eau ou de vin.

QUINO-BROMINE ROUSSEL

Composition : Cachets à base de quino-bromine.

Dose : 1 ou 2 cachets matin et soir, au lever et au coucher.

QUINOFORME LACROIX

Composition : Médicament à base de formiate basique de quinine, contient un peu plus de quinine que les autres sels, il faut donc le donner à des doses légèrement moindres.

Plusieurs préparations :

1o **Ampoules de 1 centimétre cube.** Pour injections sous-cutanées.

a) Ampoules dosées à 0,10 centigr.

b) Ampoules dosées à 0,25 centigr.

2º **Ampoules de 2 centimètres cubes.** Pour injections sous-cutanées.

a) Ampoules dosées à 0,20 centigr.

b) Ampoules dosées à 0,50 centigr.

3º **Cachets.**

COMPOSITION : Dosés à 0,25 centigr. et à 0,50 centigr.

4º **Capsules.**

COMPOSITION: Dosées à 0,10 centigr. et à 0,20 centigr.

5º **Comprimés.**

COMPOSITION : Dosés à 0,10 centigr. à 0,20 cent. ; à 0,30 cent. et à 0,50 cent.

6º **Pilules.**

COMPOSITION : Dosées à 0,05 cent. ; 0,10 cent. ; 0,15 cent. ; 0,20 cent. et 0,25 cent.

7º **Granules.**

COMPOSITION : Dosés à 0,01 centigr.

QUINO-FORMINE ADRIAN

COMPOSITION : Granulé composé d'acide quinique et de formine (Hexaméthylène tétramine). Chaque cuillerée à café ou mesure placée sous le bouchon contient 0,50 cent. de médicament actif.

DOSE : 1 à 3 cuillerées à café ou mesures par jour.

QUINOÏDINE DURIEZ

COMPOSITION : Dragées contenant chacune 0,10 centigr. de quinoïdine.

INDICATIONS : Employées contre les névralgies et les fièvres intermittentes.

DOSE : *Adultes,* de 6 à 10 dragées par jour.

Enfants, de 1 à 5.

En deux doses au moment des repas.

QUINQUINA BELL

Composition : Extrait fluide glycériné de quinquina sans alcool.

Dose : 1 à 2 cuillerées à bouche par jour après les repas.

QUINQUINA GRANULÉ ASTIER

Composition : Granulé contenant tous les principes actifs du quinquina.

Dose : Comme *fébrifuge*, on donne une cuillerée à café toutes les deux heures.

Comme *tonique*, on donne une cuillerée à café avant ou après les repas.

R

RACAHOUT DES ARABES

Composition : Farine alimentaire chocolatée.

Mode d'emploi : On met une cuillerée à bouche dans du lait ou de l'eau pour faire un potage. Laisser cuire quelques minutes.

RAMI-GOUTTES

Composition : Liquide à base de bromoforme, d'aconit, de tolu et de codéine. En flacon compte-gouttes.

Dose : De 50 à 120 gouttes par jour, loin des repas,

RÉNALINE FRANÇAISE

Composition : Médicament extrait des capsules surrénales du bœuf, à base d'adrénaline, et présenté sous différentes formes :

1º **Solution chlorhydrique.**

a) *En flacon.* Solution au 1000ᵉ.

b) *En ampoules* de 2 et de 5 centimètres cubes, contenant des solutions au millième, au cinq millième, au dix millième.

2º **Suppositoires.**

Composition : Chaque suppositoire contient :

Rénaline................   1/4 de milligramme.
Cocaïne................   · 1 centigramme.

3º **Ovules gynécologiques.**

Composition : Chaque ovule est dosé à un demi-milligramme de rénaline.

RÉNOCOCAÏNE

Composition : Association d'adrénaline et de cocaïne pour anesthésie locale.

1º **Solution forte.**

Composition : Elle contient par centimètre cube :

Rénaline au 1000ᵉ........   V gouttes.
Cocaïne au 100ᵉ..........   1 centimètre cube.

Il en existe des ampoules de 4 centimètres cubes et de 1 centimètre cube.

2º **Solution faible.**

Composition : Elle contient par centimètre cube.

Rénaline au millième.....   I goutte.
Cocaïne au deux centièmes   1 centimètre cube.

Il en existe des ampoules de 1 centimètre cube, de 2 centimètres cubes et de 10 centimètres cubes.

REVALESCIÈRE DU BARRY

Composition : Farine alimentaire à base de farine de lentilles, mêlée à de la mélasse.

MODE D'EMPLOI: Une cuillerée à soupe cuite pendant quelques minutes dans un peu de lait ou d'eau pour un potage.

RHAMNO-FER ÉPARVIER

COMPOSITION : Dragées contenant chacune :

Fer réduit......................	0,10	centigr.
Extrait d'absinthe...............	0,08	—
Extrait de rhamnus purshiana ou cascara sagrada...	0,03	—
Poudre de rhamnus purshiana.....	0,03	—

DOSE : 2 à 4 dragées par jour.

RHAPONTIN

COMPOSITION : Liqueur laxative, de goût agréable, à base de rhubarbe, de séné lavé à l'alcool, de maltine et de pepsine.

DOSE : Un verre à liqueur à la fin du repas du soir.

RHOMNOL

COMPOSITION : Préparation à base d'acide nucléinique pur et du principe actif des graines de céréales (phosphates organiques).

Plusieurs préparations :

1o **Ampoules** pour injections sous-cutanées.

COMPOSITION : Elles sont dosées à 0,05 centigrammes de nucléinate de soude par ampoule de un centimètre cube.

2o **Pilules**.

COMPOSITION : Dosées à 0,05 centigrammes de rhomnol par pilule.

DOSE : De 6 à 10 par jour aux repas.

3o **Granulé**.

COMPOSITION : Dosé à 0,10 centigrammes de rhomnol par cuillerée à café.

DOSE : Une cuillerée à café ou à dessert à chaque repas.

ROYÉRINE DUPUY

COMPOSITION : Cachets à base de pepsine et de pancréatine extractives associées au sous-carbonate de bismuth.

DOSE : 2 à 4 cachets à chaque repas.

S

SACCHARURE D'ACONIT BÉRAL

COMPOSITION : Pastilles contenant chacune une goutte d'aconit.

DOSE : De 10 à 20 pastilles par jour.

SACHETS INHALATEURS

COMPOSITION : Petits sachets contenant la dose nécessaire pour une inhalation des médicaments suivants : nitrite d'amyle ; iodure d'éthyle ; pyridine ; menthol.

SALICOL DUSAULE

COMPOSITION : Solution antiseptique concentrée des acides salicylique, borique, acétique, et de diverses essences : thym, essence de Wintergreen, etc.

MODE D'EMPLOI : S'emploie pur pour les vaporisations et le pansement des plaies et des ulcères.

A la dose d'une cuillerée à bouche par litre d'eau pour les injections vaginales.

A la dose de une cuillerée à café dans un verre d'eau comme dentifrice.

SALIT HEYDEN

Composition : Préparation salicylique liquide pour frictions.

Indications : Contre les affections rhumatismales et névralgiques.

SALUBRINE PHÉNIX

Composition: Liquide antiseptique à base de formal déhyde, d'eau oxygénée et de thymol.

Dose : Une à deux cuillerées à soupe par litre d'eau bouillie.

SALYLHYDRARGYRE LAJOUX

Composition: Médicament à base de salicylate de mercure au centième dissimulé et dissous à la faveur du benzoate d'ammoniaque ammoniacal.

Deux préparations :

1º Solution.

Composition: 20 gouttes de cette solution représentent un centigramme de salylhydrargyre.

Dose : Destinée à l'usage interne, on en prend de 15 à 20 gouttes, une ou deux fois par jour, dans un peu d'eau sucrée.

2º Ampoules.

Composition: Elles contiennent chacune un centimètre cube de solution, dosée à un centigramme de salylhydrargyre.

Dose: Une injection tous les jours pendant 7 jours, s'arrêter pendant quelques jours et reprendre ensuite.

SAMBUCIUM BRUNEAU

COMPOSITION : C'est un extrait fluide de la 2ᵉ écorce du sambucus nigra, récolté avant la floraison.

INDICATIONS : C'est un diurétique.

DOSE : De 3 à 6 cuillerées à café par jour.

SANOFORME

COMPOSITION : Antiseptique à base de formaldéhyde émulsionnée et de divers désinfectants.

DOSE : Une cuillerée à soupe pour un ou deux litres d'eau bouillie.

SANTAL CABANÈS

COMPOSITION : Capsules dosées à 0,40 centigrammes d'essence de santal par capsule.

DOSE : De 5 à 10 capsules par jour.

SANTAL CLIN

COMPOSITION : Capsules dosées à 0,25 centigrammes d'essence de santal, titrant 96 à 99 p. 100 de santalol.

DOSE : De 9 à 12 capsules par jour.

SANTAL MIDY

COMPOSITION : Capsules dosées à 0,20 centigrammes d'essence de santal par capsule.

DOSE : De 6 à 15 capsules par jour.

SANTALOL MONTAGU

Deux préparations :

1º **Capsules.**

COMPOSITION : Chaque capsule contient :

Essence de santal................	0,15	centigr.
Cinnaméine du baume de Pérou.	0,03	—
Salicylate d'éthyle..............	0,02	—
Salol camphré..................	0,06	—

DOSE : De 8 à 10 capsules par jour.

2o **Injection huileuse.**

COMPOSITION : Au santal salicylé et camphré.

INDICATIONS : S'emploie pour injections urétrales.

DOSE : Un godet-mesure est joint au flacon et contient la quantité nécessaire à une injection. On fait trois injections par jour.

SANTAL PETIT

COMPOSITION : Capsules dosées à 0,40 centigrammes d'essence de santal par capsule.

DOSE : De 5 à 10 par jour.

SANTAL SALOL DUPUIS

COMPOSITION : Capsules dosées à 0,30 centigrammes de santal salolé par capsule.

DOSE : De 6 à 12 capsules par jour.

SANTÉINE

COMPOSITION : Pastilles chocolatées laxatives dosées à 0,10 centigrammes de santéine.

La santéine est un composé synthétique appartenant au groupe des anthraquinones.

DOSE : *Adultes*, dose *laxative :* 1 à 2 pastilles; dose *purgative :* 2 à 4 pastilles.

Enfants, une tablette au déjeuner du matin.

SANTHÉOSE

COMPOSITION : Cachets ayant la forme d'un cœur, dosés à 0,50 centigrammes de santhéose. La santhéose est un médicament à base de théobromine. Il existe la santhéose pure, la santhéose phosphatée, la santhéose caféinée et la santhéose lithinée.

Dose : De 2 à 4 cachets par jour.

SAPOLAN

Composition : Onguent employé comme excipient à base d'huiles schisteuses.

Indications : Dans les affections prurigineuses.

SAVONS ANTISEPTIQUES VIGIER

Savons à base de tous médicaments antiseptiques, pour usage chirurgical.

SAVON CHIRURGICAL LESOUR

Savon antiseptique à base de cyanure de mercure, dosé à 5 pour mille.

SAVONS DERMIS

Savons à base de tous médicaments antiseptiques.

SAVONS MÉDICAMENTEUX MICHON

Savons préparés avec tous les médicaments antiseptiques ou parasiticides.

SEDLITZ CHARLES CHANTEAUD

Composition : Granulé de sulfate de magnésie, rendu effervescent par addition de bicarbonate de soude et d'acide tartrique.

Dose : De 3 à 5 cuillerées à café dans de l'eau. Boire en pleine effervescence.

SEL DOUBLE COUTURIEUX

Composition : Granules à base de bicarbonate de soude et de magnésie.

Dose : De 2 à 10 granules par jour.

SEL DE HUNT

Composition : Carbonates alcalins et neutres (chaux, soude et magnésie), chimiquement purs.

Dose : De 2 à 6 cuillerées à café par jour, diluées dans un demi-verre d'eau, une heure environ après les repas et au moment des crises gastriques.

SELS DE FER EFFERVESCENTS LE PERDRIEL

Composition : Il en existe trois variétés :

1º **Carbonate de fer.**

2º **Citrate de fer.**

3º **Pyrophosphate de fer.**

Ces sels sont présentés sous forme de granulé rendu effervescent par addition de citro-tartrate de soude, qui évite en même temps l'effet constipant du fer.

Le bouchon-mesure du flacon contient 3 grammes de granulé, correspondant à 0,15 centigrammes de sel de fer.

Dose : Une fois ou 2 par jour, on prend le contenu du bouchon-mesure dans un peu d'eau.

SELS DE PENNÈS

Composition : Mélange salin composé de bromure de potassium, chlorure de baryum, chlorure de sodium, phosphate de soude, sulfates d'alumine, de fer et de manganèse, bicarbonate de soude, borate de soude, et principe actif de delphinium.

Indications : Le bain préparé avec ces sels remplace les bains de mer.

Mode d'emploi : Verser le sel seulement quand on est dans la baignoire ; la durée d'un bain doit être de 30 à 45 minutes.

SELS PURGATIFS EFFERVESCENTS LE PERDRIEL

Composition : Il en existe deux variétés :

1º **Citrate de magnésie.**
2º **Sel de Sedlitz.**
En granulés effervescents.

Dose : *Dose purgative :* Pour un *adulte*, le contenu d'un flacon ; pour les *enfants*, 3 bouchons-mesure.

Dose laxative : 3 bouchons-mesure pour un *adulte*.

SELS DE VICHY EFFERVESCENTS LE PERDRIEL

Composition : La base de ce sel granulé est la même que celle de l'eau de Vichy.

Dose : Une dose du bouchon-mesure représente un verre d'eau de Vichy.

On peut les prendre aux repas dans la boisson habituelle.

SÉNÉCINE FRICK

Composition : Elixir à base de Senecio Jacobea.

Indications : Employé contre l'aménorrhée et la dysménorrhée.

Dose : De 2 à 4 cuillerées à café par jour.

SÉROSINE BOULLÉ

Composition : Cachets contenant l'extrait sec du sérum desséché dans le vide.

Dose : De 4 à 6 cachets par jour.

SÉRUM GÉLATINÉ VIEL

COMPOSITION : Sérum gélatiné à 2 0/0, stérilisé par un procédé spécial détruisant les spores tétaniques.

MODE D'EMPLOI : Les ampoules sont de 100 grammes et contiennent la quantité de sérum nécessaire à une injection.

SÉRUM MARIN NEURO-TONIQUE CHEVRETIN-LEMATTE

COMPOSITION : Ce sérum répond à la formule suivante :

Cacodylate de soude............	0,05 centigr.
Glycérophosphate de soude......	0,20 —
Cocodylate de strychnine........	1 milligr.
Sérum marin isotonique.........	5 centim.cubes.

Il est enfermé en tubes auto-injectables.

SÉRUM NÉVROSTHÉNIQUE FRAISSE

Deux préparations :

1º Ampoules.

COMPOSITION : Chaque ampoule contient :

Cacodylate de strychnine........	1/2 milligr.
Glycérophosphate de soude.......	0,10 centigr.

DOSE : Une ampoule tous les jours, en injection sous-cutanée.

2º Gouttes.

COMPOSITION : 25 gouttes renferment :

Cacodylate de strychnine........	1/2 milligr.
Glycérophosphate de chaux......	0,10 centigr.

DOSE : De 40 à 60 gouttes par jour.

SINAPISME RIGOLLOT

COMPOSITION : Papier à la farine de moutarde.

Mode d'emploi : Tremper dans l'eau à peine tiède et appliquer sur la peau.

SINAPLASME

Composition : Cataplasme sinapisé instantané.

Mode d'emploi : Le tremper 2 ou 3 minutes dans l'eau chaude non bouillante et l'appliquer du côté non imprimé. On peut le laisser 2 heures en place.

SIROP ACARD

Composition : Chaque cuillerée à soupe contient :

Bromure de strontium.........	2 grammes.
Chloral hydraté.................	1 —
Extrait de chanvre indien.......	0,02 centigr.
Extrait de jusquiame..........	0,01 —
Sirop d'écorces d'oranges amères.	20 grammes.

Dose : Une cuillerée à soupe le soir, avant de se coucher.

SIROP ANTISPASMODIQUE ANDRÉ

Composition : Sirop destiné aux enfants, à base de belladone et de bromure de potassium.

Dose : La dose moyenne est de 3 cuillerées à café par jour.

SIROP AROUD

Composition : Chaque cuillerée à soupe contient :

Extrait de viande...............	0,50 centigr.
Extrait de quina.......|........	0,10 —
Glycérophosphate de chaux.....	0,25 —
Glycérophosphate de fer........	0,125 milligr.

Dose : Une cuillerée à soupe à chaque repas.

SIROP D'ASBOLINE BLONDIN

Composition : L'âsboline est le principe actif de la suie de bois, et contient la créosote à l'état naissant.

Dose : De 2 à 3 cuillerées à soupe par jour chez les *adultes*, de 1 à 2 chez les *enfants*.

SIROP D'AUBERGIER

Composition : Chaque cuillerée à bouche contient 0,10 centigr. d'extrait alcoolique de lactucarium.

Dose : *Adultes*, 3 à 6 cuillerées à bouche par jour.

Enfants, 2 à 4 cuillerées à dessert à prendre pur ou dans un peu de lait chaud.

SIROP BALSAMO-DIURÉTIQUE DU Dr ADEL

Composition : A base d'extrait de buchu, plante de la famille des diosmées.

Indications : Employée dans les maladies des voies urinaires.

Dose : Une cuillerée à soupe trois fois par jour entre les repas ; on peut aller jusqu'à 8 cuillerées par jour.

SIROP BECT

Composition : A base de bromure de calcium ; destiné à la thérapeutique infantile.

Dose : De une à dix cuillerées à café par jour.

SIROP BENZOÏQUE DU Dr BOSQ

Composition : A base d'acide benzoïque, associé à l'aconit, à l'atropine, à l'hyosciamine et au lactucarium.

Dose : 2 à 4 cuillerées à bouche par jour.

SIROP BENZOÏQUE DE SERRES

Composition : A base d'acide benzoïque et de bromure d'ammonium.

Indications : Destiné exclusivement aux enfants et particulièrement en cas de coqueluche.

Dose : *Au-dessous d'un an*, 6 cuillerées à café par jour.

De 1 à 3 ans, 4 cuillerées à dessert par jour.

Au-dessus de 3 ans, 3 à 4 cuillerées à bouche.

SIROP BERTHÉ

Composition : Contient par cuillerée à soupe 15 milligrammes de codéine cristallisée, associée à l'essence de laurier-cerise.

Dose : *Au-dessous de 3 ans*. Mélanger une cuillerée à café du sirop avec 2 cuillerées à bouche d'eau, et donner plusieurs cuillerées à café du mélange par jour.

De 3 à 7 ans, 1 à 3 cuillerées à café du sirop.

De 7 à 14 ans, 1 à 5 cuillerées à café.

A 14 ans et au delà, 3 à 12 cuillerées à café.

SIROP BIIODURÉ ROGÉ-CAVAILLÈS

Composition : Chaque cuillerée à soupe contient :

Biiodure de mercure.........	0,01	centigr.
Iodure de potassium	0,50	—

Dose : Deux cuillerées à soupe par jour.

SIROP BIIODURÉ CACODYLÉ ROGÉ-CAVAILLÈS

Composition : Chaque cuillerée à soupe contient :

Biiodure de mercure.........	0,01	centigr.
Iodure de potassium.........	0,50	—
Cacodylate de soude.........	0,05	—

Dose : La dose habituelle est de deux cuillerées à soupe par jour.

SIROP DE BLANCARD

COMPOSITION : Chaque cuillerée à soupe contient 0,10 centigr. d'iodure ferreux.

DOSE : De 1 à 3 cuillerées à bouche par jour.

SIROP DE BLANT

COMPOSITION : Chaque cuillerée à soupe contient :

Alcoolature d'aconit...........	Deux gouttes.
Extrait de belladone......... ...	0,005 milligr.
Teinture de drosera..........	Deux gouttes.
Racine d'ipéca...............	0,05 centigr.
Racine de polygala..........	0,05 centigr.

DOSE : 3 à 5 cuillerées à soupe par jour.

SIROP CHABENAT

COMPOSITION : A base de brou de noix iodo-tanné.

DOSE : 2 à 3 cuillerées à soupe par jour.

SIROP CORRÈZE

COMPOSITION : A base d'aconit, baume de tolu, benzoate de soude, bromoforme, bryone, codéïne et grindelia robusta.

DOSE : De 3 à 4 cuillerées à soupe par jour.

SIROP DE CROLAS

COMPOSITION : A base de bourgeons de sapin du nord.

DOSE : 3 à 4 cuillerées à bouche par jour dans un peu d'eau chaude ou dans une infusion.

SIROP CROSNIER

COMPOSITION : A base de monosulfure de sodium, succédané des eaux sulfureuses.

Dose : Une cuillerée à bouche 2 ou 3 fois par jour une heure avant ou 2 heures après les repas.

SIROP DELABARRE

Composition : A base de suc de tamarin et d'extrait de safran ; sans narcotique.

Mode d'emploi : Frictionner plusieurs fois par jour avec la pulpe du doigt enduite de ce sirop les gencives des enfants qui présentent des accidents de dentition.

SIROP DERBECQ

Composition : A base de grindelia robusta, sans aucun narcotique.

Indications : Contre la coqueluche.

Dose : De 5 à 6 cuillerées à soupe ou à café, suivant l'âge.

SIROP DESPINOY

Composition : A l'extrait pur de foie de morue.

Il en existe 3 variétés : *simple, ferrugineux ou créosoté.*

Dose : *Adultes,* 2 cuillerées à soupe par jour.

Enfants, 2 à 3 cuillerées à café.

SIROP DESVAUCELLES

Composition : Sirop à base de bromure de sodium et de magnésie hydratée gélatineuse.

Indications : S'emploie chez les enfants atteints de vomissements, d'insomnies, de coliques ou de convulsions.

Dose : *Jusqu'à un an,* de 2 à 6 cuillerées à café par jour, suivant l'âge.

Au-dessus d'un an, de 4 à 6 cuillerées à dessert.

SIROP DE DIGITALE DE LABÉLONYE

Composition : Sirop titré à raison d'un tiers de milligramme de digitaline cristallisée par cuillerée à bouche.

Dose : 3 cuillerées à bouche par 24 heures, renfermant par conséquent un milligramme de digitaline cristallisée.

SIROP DU Dʳ DUFAU

Composition : A base d'extrait de stigmates de maïs.

Dose : De 2 à 3 cuillerées à soupe par jour, de préférence à jeun, dans une tasse d'eau ou de décoction de stigmates de maïs.

SIROP DUMÉE

Composition : A base d'alcoolature de rosella ou drosera rotundifolia.

Indications : S'emploie contre la coqueluche.

Dose : *De 5 à 10 ans*, 5 à 6 cuillerées à café.

Au-dessous de 5 ans, commencer par 2 cuillerées à café et augmenter ou diminuer suivant les besoins.

SIROP DE DUSART

Composition : A base de lactophosphate de chaux et acide lactique.

Dose : De 2 à 6 cuillerées à bouche, avant les repas.

SIROP D'ERGOTININE TANRET

Composition : Ce sirop répond à la formule suivante :

Ergotinine......................	0,05	centigr.
Acide lactique...................	0,10	—
Eau distillée....................	5	grammes.
Sirop de fleurs d'oranger.........	995	—

Chaque cuillerée à café renferme par conséquent un quart de milligramme d'ergotinine.

DOSE : De 1 à 4 cuillerées à café.

SIROP D'ERVA

COMPOSITION : Chaque cuillerée à bouche contient :

Chlorhydrate d'héroïne.......... 0,005 mmg.
Bromoforme.................... 0,15 centigr.

DOSE : De 4 à 6 cuillerées à soupe par jour.

SIROP D'EXIBARD

COMPOSITION : Chaque cuillerée à soupe contient : 0,50 centigr. d'iodure de potassium associé à des plantes expectorantes.

DOSE : De 1 à 6 cuillerées à soupe par jour.

SIROP FAMEL

COMPOSITION : Chaque cuillerée à bouche contient :

Lactate de créosote soluble...... 0,20 centigr.
Phosphate de chaux............. 0,50 —
Codéine....................... 0,005 milligr.
Cocaïne....................... 0,001 —
Alcoolature d'aconit........... Deux gouttes.

DOSE : De 2 à 4 cuillerées à bouche par jour, spécialement le soir, le matin et dans la nuit.

Chez les *enfants*, de 1 à 4 cuillerées à café.

SIROP DE FELLOWS

COMPOSITION : A base de sels de potasse, de chaux, de quinine et de strychnine.

DOSE : Une cuillerée à café avant le repas, dans un quart de verre d'eau.

SIROP DE FOLLET

COMPOSITION : Contient 1 gramme d'hydrate de chloral par cuillerée à bouche.

DOSE : De 1 à 3 cuillerées à bouche par jour dans du lait ou une infusion.

SIROP AU FORMIATE ALCALIN DE PLANCHE

COMPOSITION : Chaque cuillerée à soupe contient un gramme de formiate de soude.

DOSE : De 3 à 4 cuillerées à soupe par jour.

SIROP FRAISSE

COMPOSITION : A base de l'oxyhémoglobine du sang de bœuf, additionnée de glycérophosphate de soude.

DOSE : De 3 à 6 cuillerées à soupe par jour.

SIROP FRIANT

COMPOSITION : A base de créosotal et de bromoforme.

DOSE : De 2 à 4 cuillerées à bouche par jour.

SIROP GASTROSTHÉNIQUE DE BLOTTIÈRE

COMPOSITION : Sirop aux écorces d'oranges amères, additionné de vin de Madère.

DOSE : De 1 à 2 cuillerées à soupe avant chaque repas.

SIROP GÉLINEAU

COMPOSITION : Bromure de potassium, arsenic et chloral combinés.

INDICATIONS : Très employé dans la coqueluche.

DOSE : *Adultes*, de 2 à 4 cuillerées à bouche par jour.
Enfants, de 2 à 4 cuillerées à café.

SIROP DE GIGON

COMPOSITION : Chaque cuillerée à soupe contient 0,20 centigrammes de narcéine pure.

DOSES : *Adultes*, 2 à 4 cuillerées à bouche.

Enfants, 4 à 5 cuillerées à café.

Une heure avant ou 2 heures après les repas.

SIROP DE GILLE

COMPOSITION : Chaque cuillerée à soupe contient 0,10 centigrammes de protoiodure de fer.

DOSE : 1 à 2 cuillerées à bouche, à la fin de chaque repas.

SIROP DE GRIMAULT

COMPOSITION : Sirop de raifort additionné du suc de diverses plantes antiscorbutiques et de 0,05 centigrammes d'iode par cuillerée à bouche.

DOSE : Une cuillerée à bouche deux fois par jour.

SIROP GUILLIERMOND IODO-TANNIQUE

COMPOSITION : 30 grammes de ce sirop représentent 0,05 centigrammes d'iode, soit 0,20 centigrammes d'iodure de potassium.

DOSE : 3 à 4 cuillerées à soupe par jour.

SIROP DU Dr HECQUET

COMPOSITION : Chaque cuillerée à soupe contient 0,10 centigrammes de sesquibromure de fer.

DOSE : 1 à 3 cuillerées à soupe par jour, de préférence aux repas.

SIROP D'HÉMOGLOBINE BYLA

COMPOSITION : A base d'oxyhémoglobine naissante

cristallisée, il est dosé à un gramme par cuillerée à bouche.

Dose : Une cuillerée à bouche avant chaque repas.

SIROP HÉMOSTATIQUE DE PÉNEAU

Composition : Sirop à base de suc d'ortie.

Indications : Employé contre les hémorragies.

Dose : Dans les cas urgents d'*hémorragies,* de 4 à 5 cuillerées à bouche de 5 minutes en 5 minutes, puis espacer les prises de une heure, deux heures, etc...

Contre les *métrorragies,* 4 à 5 cuillerées à bouche par jour, pendant les 4 à 5 jours qui précèdent les règles.

SIROP IODOTANNIQUE DE FERRÉ

Composition : Chaque cuillerée à café contient :

Méthylarsinate disodique..........	0,01 centigr.
Biphosphate de chaux.............	0,20 centigr.
Iode métallique...................	0,01 centigr.
Tanin	0,02 centigr.

Dose : De 2 à 3 cuillerées à café par jour.

SIROP IODOTANNIQUE PHOSPHATÉ DE CARTAZ

Composition : Chaque cuillerée à bouche contient 0,05 centigr. d'iode combiné au tanin végétal et au glycérophosphate de chaux.

Dose : De 2 à 3 cuillerées à bouche par jour.

SIROP IODURÉ ROGÉ-CAVAILLÈS

Composition : Chaque cuillerée à bouche contient un gramme d'iodure de potassium.

Dose : De 1 à 3 cuillerées à soupe par jour.

SIROP D'IODURE DE SODIUM DE BOISSY

Composition : Sirop à l'écorce d'oranges amères

contenant 0,50 centigrammes d'iodure de sodium par cuillerée à bouche.

Dose : De 2 à 6 cuillerées à soupe par jour.

SIROP JANE

Il en existe deux variétés.

1o Sirop bromoformé simple.

Composition : Chaque cuillerée à bouche contient :

Bromoforme pur..............	0,05	cent.
Codéine....................	0,005	milligr.
Chlorhydrate de morphine.....	0,0015	décimilligr.
Extrait d'aconit.............	0,012	milligr.
Eau de laurier-cerise..........	1 gramme.	

2o Sirop bromoformophénique.

Composition : Chaque cuillerée à bouche contient :

Bromoforme pur..............	0,05	centigr.
Acide phénique pur...........	0,05	centigr.
Codéine....................	0,005	milligr.
Chlorhydrate de morphine.....	0,0015	décimilligr.
Extrait d'aconit.............	0,012	milligr.
Eau de laurier-cerise..........	1 gramme.	

Dose : De 2 à 4 cuillerées à bouche par jour dans une infusion ; par cuillerées à café *aux enfants au dessus de cinq ans.*

SIROP LACTO-PHOSPHATÉ BLOTTIÈRE

Composition : Chaque cuillerée à bouche renferme 0,50 centigr. de lactophosphate de chaux acide.

Dose : De 2 à 4 cuillerées à bouche par jour.

SIROP DU Dr LAGNOUX

Composition : A base de valérianate de caféine.

Dose : *6 mois à un an,* 3 à 4 cuillerées à café.

1 an à 4 ans, 4 à 6 cuillerées à café.

Adultes, 3 à 4 cuillerées à bouche par jour.

On peut le prendre à n'importe quel moment, sans s'inquiéter de l'heure des repas.

SIROP DE LAMOUROUX

COMPOSITION : A base d'extrait thébaïque associé aux substances suivantes : coquelicot, lichen, réglisse, jujubes, tilleul, mou de veau, erysimum, polygala.

DOSE : *Adultes*, 2 à 6 cuillerées à soupe.

Enfants, 2 à 4 cuillerées à café.

SIROP MIREILLE

COMPOSITION : A base de bromhydrate de codéine, benzoate de soude, aconit et terpine.

DOSE : De 2 à 6 cuillerées à soupe par jour.

SIROP MONTEIGNIET

COMPOSITION : Chaque cuillerée à soupe contient :

Bromoforme........................	0,20 centigr.
Benzoate de soude...............	0,10 centigr.
Aconit...........................	Deux gouttes.

DOSE : De 4 à 6 cuillerées à soupe par jour.

SIROP NAPEL

COMPOSITION : Chaque cuillerée à bouche contient :

Alcoolature d'aconit.............	XI gouttes
Sirop de morphine...............	10 grammes
Sirop de laurier-cerise	5 —
Sirop de térébenthine...........	5 —
Sirop de tolu...................	5 —

DOSE : De 2 à 6 cuillerées à café par jour et au besoin une cuillerée à bouche, en se couchant.

SIROP NOURRY

COMPOSITION : Sirop de sucre aromatisé à la grenadine et contenant par cuillerée à soupe :

Iode......................	0,05	centigr.
Tanin.....................	0,10	—

DOSE : De une cuillerée à soupe à une cuillerée à café, suivant l'âge, avant ou après chacun des deux principaux repas.

SIROP PECTORAL DU D* LANOIX

COMPOSITION : Sirop à base d'aconit.
DOSE : *Adultes*, 4 à 6 cuillerées à dessert.
Enfants, 4 à 6 cuillerées à café.

SIROP PHÉNIQUÉ DE DÉCLAT

COMPOSITION : Dosé exactement à 0,10 centigr. d'acide phénique chimiquement pur, par cuillerée à bouche.
DOSE : 3 à 4 cuillerées à bouche par jour.

SIROP PHILIPON

COMPOSITION : Chaque cuillerée à soupe contient :

Iodure de fer..................	0,10	centigr.
Phosphate de chaux	0,50	centigr.

DOSE : De 3 à 4 cuillerées à bouche par jour.

SIROP PICOT

COMPOSITION : A base d'eucalyptus globulus.
DOSE : *Adultes*, 3 à 4 cuillerées à bouche, dans une tasse de lait chaud.
Enfants, 3 à 4 cuillerées à café.

SIROP POLYBROMURÉ BLOTTIÈRE

COMPOSITION : Sirop à l'écorce d'oranges amères et aux bromures de potassium, de sodium et d'ammonium. Chaque cuillerée à bouche renferme 2 grammes de polybromure.

Dose: 1 ou 2 cuillerées à soupe.

SIROP POLYIODURÉ GONNON

Composition : A base des iodures de potassium, de sodium et de fer. Chaque cuillerée à bouche contient un gramme de polyiodure.

Dose : 1 à 3 cuillerées à soupe.

SIROP DE RABUTEAU

Composition : Chaque cuillerée à soupe contient 0,05 centigr. de protochlorure de fer.

Dose : Ce sirop convient surtout aux enfants auxquels on en donne une cuillerée à dessert à chaque repas.

SIROP RAMI

Composition : A base de bromoforme, d'aconit, de tolu et de codéine.

Dose : *Adultes*, 3 à 5 cuillerées à bouche par jour loin des repas, dans de l'eau ou de la tisane.

Enfants, mélanger une cuillerée de ce sirop avec trois cuillerées de sirop de tolu, et donner toutes les deux heures une cuillerée à café de ce mélange.

SIROP RAMOS

Composition : A base de bromoforme, acide phénique, codéine, aconit, tolu et laurier-cerise.

Dose: 4 à 5 cuillerées à bouche par jour chez les *adultes*; 4 à 5 cuillerées à café chez les *enfants*.

SIROP DU D⁻ REINVILLIER

Composition : A base de phosphate de chaux gélatineux, 3 grammes par cuillerée à bouche.

Dose : 1 cuillerée à bouche à chaque repas.

SIROP SODO-FORMIQUE LE GOUX

Composition : Association de formiate de soude au sirop d'écorces d'oranges amères, suivant la formule du Dʳ Huchard. Chaque cuillerée à soupe contient un gramme de formiate de soude.

Dose : 2 à 3 cuillerées à soupe par jour.

SIROP SULFUREUX MOISAN

Composition : Chaque cuillerée à bouche contient :

Monosulfure de sodium.........	0,02 cent.
Alcoolature d'aconit............	0,025 milligr.
Extrait thébaïque..............	0,004 milligr.
Sirop de goudron..............	Q. S.

Dose : Une cuillerée à bouche matin et soir, dans du lait chaud.

SIROP DE TERPINE MÉRAN

Composition : Sirop de cassis de Dijon dosé à 0,20 centigr. de terpine par cuillerée à bouche. Il contient la quantité minima d'alcool nécessaire à la dissolution de la terpine.

Dose : *Adultes*,1 cuillerée à dessert ou à soupe avec un peu d'eau, vers le milieu du repas, une ou deux fois par jour ; *enfants,* 1/4 ou 1/2 dose.

SIROP DE TEYSSÈDRE

Composition : A base de bromure de calcium.

Dose : Destiné à la thérapeutique infantile, il s'emploie à la dose de 1 à 4 cuillerées à café, pur ou dans une infusion de tilleul.

SIROP TRIBOMURÉ GIGON

Composition : Sirop à l'écorce d'oranges amères

additionné par cuillerée à bouche d'un gramme de tribromure (potassium, sodium, ammonium).

DOSE : 1 à 3 cuillerées à soupe.

SIROP TRIBROMURÉ LASNIÉE

COMPOSITION : Chaque cuillerée à soupe contient exactement un gramme du mélange des trois bromures (potassium, sodium et ammonium) dans du sirop d'écorces d'oranges amères.

DOSE : 1 à 3 cuillerées à soupe par jour.

SIROP TRIIODURÉ LASNIÉE

COMPOSITION : Chaque cuillerée à soupe contient exactement 0,50 centigr. du mélange des trois iodures (sodium, potassium et ammonium) dans du sirop d'écorces d'oranges amères.

DOSE : De 1 à 6 cuillerées à soupe par jour.

SIROP DE VACHERON

COMPOSITION : Contient 0,15 centigr. de gaïacol par cuillerée à bouche.

DOSE : 2 à 4 cuillerées à bouche par jour.

SIROP DE VANIER ET DUPUY

COMPOSITION : Renferme les principes actifs de l'huile de foie de morue : iode, brome, soufre, phosphore, associés aux extraits de noyer et de quinquina et à l'iodure de potassium.

DOSE : *Adultes*, 3 cuillerées à soupe.
Enfants, 3 cuillerées à dessert.
A prendre avant chaque repas.

SIROP VIDO

COMPOSITION : Chaque cuillerée à bouche contient :

Héroïne........................ 0,003 milligr.
Bromoforme................... 0,025   —
DOSE : *Adultes*, 4 à 6 cuillerées à bouche.
Enfants, 1 à 6 cuillerées à café, suivant l'âge.

SIROP VILLE

COMPOSITION : Chaque cuillerée à bouche contient 0,125 milligr. de lactate de fer et de manganèse.
DOSE : 2 à 3 cuillerées à soupe par jour.

SOLUROL CLIN

COMPOSITION : Le solurol est de l'acide thyminique pur employé chez les goutteux comme éliminateur de l'acide urique.

Il est préparé sous deux formes :

1o **Solution de Solurol Clin.**

COMPOSITION : Dosée à 0,25 centigr. par cuillerée à café.

DOSE : On en prend une cuillerée à café trois fois par jour au milieu des repas, on peut aller jusqu'à 6 cuillerées.

2o **Comprimés de Solurol Clin.**

COMPOSITION : Dosés à 0,25 centigr. par comprimé.
DOSE : Dose moyenne : 3 par jour aux repas.

SOLUTION D'ANTIPYRINE DE TROUETTE-PERRET

COMPOSITION : Solution d'antipyrine, dosée à 0,50 centigr. par cuillerée à bouche.
DOSE : De 2 à 6 cuillerées à bouche par jour.

SOLUTION DE BIPHOSPHATE DE CHAUX DES FRÈRES MARISTES

COMPOSITION : Solution à base de biphosphate de chaux.

Dose : A chaque repas deux cuillerées à bouche dans du vin ou de l'eau sucrée pour les *adultes*. Chez les *enfants*, 2 à 3 cuillerées à café.

SOLUTION COIRRE AU CHLORHYDROPHOSPHATE DE CHAUX

Composition : A base de chlorhydrophosphate de chaux gélatineux, cette solution est dosée à 5 grammes par cuillerée à bouche.

Dose : Se prend à chacun des deux principaux repas dans un peu d'eau sucrée ou coupée d'un peu de vin aux doses suivantes :

Adultes, 1 cuillerée à soupe.

De 6 à 12 ans, 2 cuillerées à café.

Enfants du 1er âge, 1 cuillerée à café.

SOLUTION DÉPURATIVE DE DUBOIS

Composition : Chaque cuillerée à bouche contient 1 gramme d'iodo-iodure de potassium.

Dose : 1 cuillerée à bouche de suite avant les repas, de 1 à 3 fois par jour.

SOLUTION DE DIGITALINE CRISTALLISÉE DE PETIT-MIALHE

Composition   Cette solution contient par litre :

Digitaline cristallisée............	1 gramme
Glycérine	333 centim. cubes
Eau distillée....................	147 centim. cubes
Alcool à 90°...................	Q. S. pour un litre

50 gouttes contiennent un milligramme de digitaline cristallisée.

Une goutte correspond à un centigramme de [pou-dre de feuilles de digitale.

Dose : De 10 à 50 gouttes.

SOLUTION DE DUSART

Composition : Solution au lacto-phosphate de chaux et à l'acide lactique.

Dose: De 2 à 6 cuillerées à bouche avant les repas.

SOLUTION FORMIQUE PROTHIÈRE

Composition : 3 cuillerées à bouche représentent 2 grammes d'acide formique pur cristallisé.

Dose : 3 cuillerées à bouche par jour aux repas.

SOLUTION MURE AU CHLORHYDROPHOSPHATE DE CHAUX

Composition : Chaque cuillerée à soupe contient :

Chlorhydrophosphate de chaux..   0,50   centigr.
Arséniate de soude.............   0,001 milligr.

Dose : Une cuillerée à soupe à chaque repas, dans un peu d'eau vineuse ou sucrée.

SOLUTION ODET

Composition: Solution au biphosphate de chaux.

Dose: *Adultes*, de 2 à 3 cuillerées à soupe par jour, aux repas, dans un peu d'eau ou de vin.

Enfants, de 3 à 6 cuillerées à café.

SOLUTION PAUTAUBERGE

Composition : Chaque cuillerée à soupe contient:

Chlorhydrophosphate de chaux..   0,50 centigr.
Créosote.....................   0,10   —

Dose : Se prend dans un demi-verre d'eau sucrée, au commencement ou à la fin des repas, à la dose de 3 à 4 cuillerées à soupe par jour.

SOLUTION SÉDATIVE DE DUBOIS

Composition : Chaque cuillerée à bouche contient 1 gramme 25 centigr. de borate neutre de sodium.
Dose : De 1 à 3 cuillerées à bouche par jour.

SOLUTIONS CLIN

Il en existe cinq différentes :

1o **Solution Clin au Salicylate de soude.**
Dosée à 2 grammes par cuillerée à bouche.

2o **Solution Clin au Salicylate de lithine.**
Dosée à 1 gramme par cuillerée à bouche.

3o **Solution Clin à l'antipyrine.**
Dosée à 1 gramme par cuillerée à bouche.

4o **Solution Clin au bromure de potassium.**
Dosée à 2 grammes par cuillerée à bouche.

5o **Solution Clin à l'iodure de potassium.**
Dosée à 0,50 centigr. d'iodure par cuillerée à bouche.

SOLUTION DU Dr WATELET

Composition : Chaque cuillerée à soupe de cette solution est dosée à 0,50 centigr. d'extrait sec de quinquina, associé à de la glycérine et à un peu d'alcool pour la conservation du produit.
Dose : De 2 à 4 cuillerées à soupe par jour, de préférence dans un peu de liquide.

SOMATOSE BAYER

Composition : Préparation d'albumoses extraites de la viande fraîche. Poudre gris jaunâtre à peu près insipide, et soluble dans l'eau; ne contient que la partie assimilable de la chair musculaire.

Dose : *Adultes*, de 9 à 15 grammes.

Enfants, de 2 à 6 grammes.

A prendre de préférence 1/4 d'heure avant les repas, toujours dissoute, jamais en cachets.

SPARTÉINE HOUDÉ

Préparée sous trois formes :

1° Capsules.

Composition : Dosées à 0,02 centigr. par capsule.

Dose : De 4 à 6 par jour.

2° Sirop.

Composition : Dosé à 0,04 centigr. par 20 grammes ou cuillerée à bouche.

Dose : De 2 à 3 cuillerées à bouche par jour.

3° Solution pour injections hypodermiques.

Composition : Dosée à 0,04 centigr. par seringue de un gramme.

SPERMINUM PŒHL

Composition : Ampoules de sperminum, ou extrait de suc orchitique, dosées à un centigramme et contenant la quantité nécessaire pour une injection.

SPHÉRULINES MONCOUR

Sphérulines pour médication opothérapique.

1° Sphérulines entéritiques.

Composition : Dosées à 0,30 centigrammes.

Dose : 2 à 6 par jour.

2° Sphérulines entéropancréatiques.

Composition : Dosées à 0,25 centigr.

Dose : 1 à 4 par jour.

3° Sphérulines à l'extrait de bile.

COMPOSITION : Dosées à 0,10 centigr.
DOSE : De 2 à 6 par jour.

4º **Sphérulines gastriques.**
COMPOSITION : Dosées à 0,20 centigr.
DOSE : De 4 à 16 par jour.

5º **Sphérulines hépatiques.**
COMPOSITION : Dosées à 0,30 centigr.
DOSE : De 4 à 16 par jour.

Il existe également des *suppositoires à l'extrait hépatique*, qui s'emploient à la dose de 3 à 4 par jour.

6º **Sphérulines ovariennes.**
COMPOSITION : Dosées à 0,20 centigr.
DOSE : De 1 à 3 par jour.

7º **Sphérulines pancréatiques.**
COMPOSITION : Dosées à 0,20 centigr.
DOSE : De 2 à 10 par jour.

Il existe également des *suppositoires pancréatiques* dosés à 1 gramme ; on en emploie 1 ou 2 par jour.

8º **Sphérulines rénales.**
COMPOSITION : Dosées à 0,25 centigr.
DOSE : De 4 à 6 par jour.

9º **Sphérulines surrénales.**
COMPOSITION : Dosées à 0,20 centigr.
DOSE : De 3 à 6 par jour.

10º **Sphérulines thyroïdiennes.**
COMPOSITION : Dosées à 0,35 centigr.
DOSE : 1 à 6 par jour.

Il existe pour les enfants des *bonbons thyroïdiens* dosés à 0,05 centigr. La dose en est de 1 à 4 par jour.

SPHYGMOTOPIQUE CHAIX

COMPOSITION : Lanolé à base d'extrait surrénal total.
INDICATIONS : On l'emploie contre les hémorroïdes.

Mode d'emploi : Appliquer 2 ou 3 fois par jour à l'aide du doigt.

STÉNOFER LUMIÈRE

Composition : Combinaison organique du fer, ne constipant pas et ne noircissant pas les dents.
Trois préparations.

1º **Ampoules.**
Pour injections intra-musculaires.
Dose : Une ou deux injections par semaine.

2º **Granulé.**
Dose : Une cuillerée à café avant chaque repas.

3º **Solution.**
Dose : Une cuillerée à soupe avant chaque repas.

STÉNOL DE CH. CHANTEAUD

Composition : Granulé à base de caféine et de théobromine.
Dose : De 2 à 4 cuillerées à café par jour.

STÉRÉSOL BERLIOZ

Composition : Sa formule est la suivante :

Gomme laque purifiée...........	270 grammes.
Benjoin purifié.................	10 —
Baume de tolu.................	10 —
Acide phénique cristallisé.......	100 —
Essence de cannelle...........	6 —
Saccharine....................	6 —
Alcool.......................	Q. S. pour 1 litre.

Indications : C'est un vernis employé dans la diphtérie, les dermatoses, les syphilides et les brûlures.

STOMACOL BOULET

Composition : Poudre composée de bicarbonate de

15.

soude, crème de tartre, magnésie calcinée et benzo-naphtol sucré.

DOSE : 2 cuillerées à café par jour à la fin des repas.

STOVAÏNE BILLON

Trois préparations :

1o **Ampoules** de 2 centimètres cubes, contenant une solution stérilisée à 0,01 centigr. par centimètre cube pour injections.

2o **Pastilles** à la stovaïne.

3o **Solution stérilisée** pour badigeonnages.

STRONTIUM BROMURÉ MIDY

COMPOSITION : Solution dosée à 2 grammes de bro-mure de strontium par cuillerée à bouche.

DOSE : De 1 à 3 cuillerées à soupe par jour.

STRONTIUM PARAF-JAVAL

COMPOSITION : Sirops à base de sels de strontium.

1o **Bromure de strontium.**

COMPOSITION : 2 grammes par cuillerée à bouche.

DOSE : De 2 à 4 cuillerées par jour.

2o **Iodure de strontium.**

COMPOSITION : 1 gramme par cuillerée à bouche.

DOSE : De 1 à 3 cuillerées par jour.

3o **Lactate de strontium.**

COMPOSITION : 2 grammes par cuillerée à bouche.

DOSE : De 2 à 4 cuillerées par jour.

STROPHANTUS CATILLON

COMPOSITION : Granules à base de strophantus.

1º **Granules de strophantus.**
COMPOSITION : Dosés à 1 milligramme.
DOSE : La dose est de 2 à 4 par jour.

2º **Granules de strophantine cristallisée.**
COMPOSITION : Dosés au dixième de milligramme.
DOSE : De 1 à 5 par jour.

STRYCHNO-CACODYL BONJEAN

COMPOSITION : Granules dosés à deux milligrammes de cacodylate de strychnine, enrobés seulement au sucre.
DOSE : Commencer par 2 granules un quart d'heure avant les repas, augmenter progressivement jusqu'à 6, 8, et même 10 granules dans les 24 heures.

SUBLIMÉ GUSTAVE CHANTEAUD

COMPOSITION : 1º Comprimés de sublimé dosés à 0,25 centigrammes;
2º Comprimés de sublimé dosés à 50 centigr.;
3º Comprimés de sublimé dosés à 1 gramme;
Ces comprimés sont colorés en bleu; ils sont très facilement solubles.

SUCCOMUSCULINE CHAIX

COMPOSITION : Préparation liquide de plasma musculaire, obtenue à froid, correspondant à 100 grammes de viande de bœuf par cuillerée à soupe. Délivrée en cruchons de 15 cuillerées.
DOSE : Deux cuillerées à soupe par jour; pure ou étendue d'un liquide froid quelconque, eau, eau de seltz, eau minérale, etc.

SUCRE DULCIOR

COMPOSITION : Petits comprimés à base de saccha-

rine neutralisée pour en éviter l'arrière-goût amer.
Chaque comprimé correspond à un morceau de sucre
scié.

SUCRE EDULCOR

COMPOSITION : Sucre en petites pastilles à l'usage
des diabétiques, à base de sulfinide benzoïque et non
de saccharine.

Une pastille équivaut comme pouvoir sucrant à un
morceau de sucre scié.

SUCS ORGANIQUES BYLA

1º **Exogastrine.**

COMPOSITION : Suc normal de la muqueuse gastrique
du porc.

DOSE : 4 cuillerées à café par jour.

2º **Exohépatine.**

DOSE : 4 cuillerées à café par jour.

3º **Exo-orchitine.**

DOSE : 2 cuillerées à café par jour.

4º **Exo-ovarine.**

DOSE : 2 cuillerées à café par jour.

5º **Exothyroïdine.**

DOSE : XXX gouttes deux fois par jour.

6º **Exorénine.**

DOSE : 4 cuillerées à café par jour.

Aucune de ces préparations n'est injectable. Eten-
dre la dose avec un peu d'eau de seltz ou d'eau minérale gazeuse.

SULFO-BORE

COMPOSITION : Poudre à base d'acide borique pulvérisé et d'hyposulfite de soude.

DOSE : 30 grammes par litre d'eau bouillie.

SULFO-RHINOL DU Dr FAYÈS

COMPOSITION : Baume antibacillaire pour le nez, en tubes d'étain, à base de vaseline stérilisée, soufre précipité et essence de benjoin.

DOSE : 1 ou 2 fois par jour, gros comme un pois dans chacune des deux narines. Aspirer fortement.

SULFURETTES

COMPOSITION : Pastilles sulfhydrées et mentholées.
DOSE : En sucer de 5 à 10 par jour.

SULFURINE DU Dr LANGLEBERT

1o **Bain** : C'est du foie de soufre cristallisé donnant un bain sulfureux sans aucun dégagement d'hydrogène sulfuré. Une boîte contient la quantité nécessaire à un bain.

2o **Savon** à la sulfurine.

INDICATIONS : Excellent contre les affections de la peau.

SULPHAQUA

Produit délivré en boîtes contenant deux sortes de paquets. En mettant un paquet de chaque sorte dans de l'eau, on obtient une lotion produisant du soufre à l'état naissant.

INDICATIONS : Cette méthode se substitue à la médication soufrée dans presque toutes ses applications, et notamment dans l'acné rebelle du visage.

SUPPOSITOIRES ADRÉNO-STYPTIQUES

COMPOSITION : Chaque suppositoire contient :

Adrénaline...................... 1/4 milligr.
Anesthésine stovaïnée........... 0,20 centigr.
Excipient anti-hémorroïdaire (hamamelis, opium et tanin)..... Q. S.

DOSE : De 1 à 2 suppositoires par jour.

SUPPOSITOIRES D'ANUSOL DU D' GŒOEKE

Composition : Suppositoires à base d'iodo-résorcino-sulfite de bismuth.

Indications : On les emploie contre les hémorroïdes.

Dose : Un suppositoire matin et soir.

SUPPOSITOIRES GONNON

Composition : Suppositoires contenant de un à deux grammes de glycérine rectifiée renfermée dans une coque en beurre de cacao.

Il existe également des suppositoires à la créosote, dosés à 0,25 centigr.

SUPPOSITOIRES PEPET

Composition : A base de glycérine et de beurre de cacao.

SUPPOSITOIRES ROYER

Composition : Suppositoires à base d'extrait de mille-feuille.

Dose : Un ou deux tous les jours.

SURNUTRINE EXTRAL

Composition : Préparation liquide à base de lacto (voy. lacto) ou viande de lait, vendue en flacons d'un demi-litre.

Dose : La dose moyenne pour les *adultes* est de 3 à 4 cuillerées à bouche par jour. Une cuillerée à bouche au début de chaque repas dans une tasse de bouillon ou simplement d'eau bouillie chaude.

Pour les *enfants*, on donne 3 à 4 cuillerées à dessert ou à café, suivant l'âge.

T

TABLETTES DU Dʳ BOUSQUET

1º **Tablettes à la dionine de Merck.** (Voy. Dionine Merck.)

2º **Tablettes à la stypticine Merck.**

Composition : Dosées à 0,05 centigr. par tablette. La stypticine Merck est du chlorhydrate de cotarnine.

Indications : Elles s'emploient comme hémostatique local ou général.

Dose : 5 à 6 tablettes par jour.

3º **Tablettes de tanin Merck.**

Composition : Dosées à 0,20 centigr.

Dose : 5 à 10 par jour.

4º **Tablettes de véronal de Merck.**

Composition : Dosées à 0,50 centigr. ; tablettes au cacao et divisibles par moitié. Le véronal est chimiquement du diéthylmalonylurée.

Indications : S'emploie comme hypnotique et antispasmodique.

Dose : De 1 à 4 tablettes par jour.

TABLETTES DE COCAÏNE MIDY

Composition : Chaque tablette contient :

Chlorhydrate de cocaïne............	2 milligr.
Biborate de soude.................	5 centigr.
Chlorate de potasse..............	5 —

Dose : De 10 à 12 pastilles par jour.

TABLETTES DE DUOTAL HEYDEN

Composition : Tablettes dosées à 0,50 centigr. de duotal ou carbonate de gaïacol.

Dose : Un comprimé 4 fois par jour.

TABLETTES DE THYROIDE CATILLON

Composition : Tablettes dosées à 0,25 centigr. d'extrait de corps thyroïde.

Dose : 1 à 2 tous les jours.

TÆNIFUGE FRANÇAIS DU Dʳ DUHOURCAU

Composition : Capsules à base d'extrait chloroformo-huileux de fougère mâle des Pyrénées.

Dose : 12 capsules à prendre sans purgatif.

TANNIGÈNE GRANULÉ VICARIO

Composition : Granulé dosé à 0,50 centigr. de tannigène pur par cuillerée à café.

Le tannigène est l'éther acétique du tanin.

Dose : *Adultes*, de 3 à 6 cuillerées à café par jour.
Enfants, de 1 à 3 cuillerées à café par jour.

TEINTURE DE COCHEUX

Composition : Teinture à base de colchique dont les alcaloïdes ont été séparés du principe drastique.

Dose : Une cuillerée à café le matin dans une infusion de violettes ou un demi-verre d'eau sucrée, pendant 15 jours; s'arrêter huit jours, reprendre ensuite.

TEINTURES EXTRACTIVES GLYCÉRINÉES DE TROUETTE-PERRET

Toutes ces teintures se prennent à la dose de une cuillerée à café à chacun des deux principaux repas.

Adonis vernalis : succédané de la digitale.
Aletris farinosa : hydropisie, rhumatismes.
Anacardium occidentale : contre le diabète.
Andrographis paniculata : succédané du quassia.
Angræcum fragrans : pour faciliter la digestion.

Apocynum cannabinum : diurétique et purgatif.

Asclépias tuberosa : contre les congestions locales.

Aspidosperma quebracho : succédané du quinquina.

Azadirachta indica : contre la fièvre intermittente.

Baptista tinctoria : laxatif.

Baldoa fragrans : succédané du boldo.

Cactas grandiflorus : succédané de la strychnine.

Carnauba : succédané de la salsepareille.

Chionanthus virginica : apéritif stimulant.

Cimifuga racemosa : contre les bourdonnements d'oreilles.

Collinsonia canadensis : contre les maladies des voies urinaires.

Condurango : amer et contre le cancer.

Cotoverum : contre la goutte et les rhumatismes.

Cypripedium pubescens : contre les maladies nerveuses.

Eupatorium aya-pana : succédané du thé.

Euphorbia pilulifera : narcotique.

Evonymus atropurpurcus : laxatif.

Fabiana imbricata : contre la gravelle.

Franciscea uniflora : contre le rhumatisme.

Gelsemium sempervirens : sédatif nerveux.

Gossypium herbaceum : succédané du seigle ergoté.

Hamamelis virginica : hémostatique.

Hydrastis canadensis : contre les accidents de la menstruation.

Hydrocotyle asiatica : dépuratif.

Jacaranda caroba : antiherpétique.

Leptandra virginica : contre les diarrhées.

Mikania guaco : dépuratif.

Pilocarpus pennatifolius : active les sécrétions.

Piscidia erythrina : analgésique.

Rumex crispus : contre l'obésité.

Salix nigra : succédané des bromures.

Sarcocephalus esculentus : succédané du quinquina.
Solanum paniculatum : diurétique et purgatif.
Sterculia acuminata : aliment d'épargne.
Thuya occidentalis : contre les végétations et les verrues.
Toddalia aculeata : tonique.
Turnera aphrodisiaca : contre l'impuissance.
Viburnum prunifolium : sédatif utérin.

TERPINE ADRIAN

Deux préparations.

1° **Elixir.**

COMPOSITION : Dosé à 0,10 centigr. par cuillerée à soupe.

DOSE : La dose en est de 3 à 6 cuillerées à soupe.

2° **Pilules.**

COMPOSITION : Dosées à 0,05 centigr. par pilules.

DOSE : 6 à 10 pilules par jour.

TERPINE DELAIRE

Trois préparations.

1° **Elixir.**

COMPOSITION : Chaque cuillerée à bouche contient :

Codéine	0,01	centigr.
Terpine	0,20	—

DOSE : 3 à 5 cuillerées à bouche par jour.

2° **Granulé.**

COMPOSITION : Chaque cuillerée à café contient :

Codéine	0,01	centigr.
Terpine	0,20	—

DOSE : 3 à 5 cuillerées à café par jour.

3° **Pilules.**

Composition : Chaque pilule contient :

Codéine......................	0,005 milligr.
Terpine......................	0,10 centigr.

Dose : 5 à 10 pilules par jour.

TERPINE GONNON

Quatre préparations.

1º Capsules.

Composition : Dosées à 0,10 centigr. de terpine par capsule.

Dose : De 5 à 8 par jour.

2º Elixir.

Composition : Chaque verre à liqueur est dosé à 0,20 centigr. de terpine.

Dose : 2 à 4 verres à liqueur par jour.

3º Pastilles.

Composition : Chaque pastille parfumée au tolu contient 0,05 centigr. de terpine.

Dose : De 8 à 12 pastilles par jour.

4º Pâte.

Parfumée à la vanille. Chaque morceau de pâte contient à peu près 0,05 centigr. de terpine.

Dose : De 8 à 12 morceaux par jour.

TERPINE SOLUBLE BERGER

Composition : Chaque cuillerée à café de cette préparation liquide contient :

Terpine cristallisée..............	0,20 centigr.
Codéine.............	0,005 milligr.
Benzoate de soude et benjoin.....	0,15 centigr.

Dose : 3 à 4 cuillerées à café par jour.

TERPINÉOL MACÉ

Composition : Préparation à base de combinaison

terpino-quinidique et de grindelia robusta, dissoute dans une solution légèrement alcoolique.

DOSE : *Adultes*, 3 à 5 cuillerées à bouche. *Enfants*, 3 à 5 cuillerées à café.

TÉTRALGINE

COMPOSITION : Préparation liquide à base de salicylate de strontium et de lithine associés à la coca.

DOSE ET MODE D'EMPLOI : *Contre la céphalée*, on prend 2 cuillerées à soupe au moment de l'accès ; autant que possible manger de suite après.

Contre les dermatoses, la dyspepsie et *le nervosisme*, on prend 2 cuillerées à soupe par jour, en une seule fois, au commencement du repas de midi.

TÉTRANITROL ROUSSEL

COMPOSITION : Comprimés dosés à 0,01 centigr. ; à 0,005 milligr. ; 0,002 milligr. ; et à 0,004 milligr. de tétranitrate d'erythrol.

DOSE ET MODE D'EMPLOI : Ce médicament est employé comme vaso-dilatateur à la dose moyenne de cinq milligrammes par jour.

THÉ MARIANI

COMPOSITION : Extrait liquide et concentré de coca, se conservant indéfiniment sans altération.

MODE D'EMPLOI : Peut se prendre pur, à la dose de 2 à 3 cuillerées à café par jour, ou mêlé à divers liquides, tels que l'eau, le lait, le vin, l'eau-de-vie.

THÉOBROMINE HOUDÉ

COMPOSITION : Cachets dosés à 0,50 centigr. de théobromine.

DOSE : De 4 à 6 cachets par jour.

THERMOGÈNE

INDICATIONS : Ouate révulsive et résolutive employée contre les bronchites et les douleurs rhumatismales.

MODE D'EMPLOI : Appliquer à sec une feuille de ouate si l'on veut une révulsion lente ; pour obtenir une révulsion rapide et énergique, asperger la ouate soit de vinaigre, soit d'un peu d'eau tiède salée.

THÉ SAINT GERMAIN DE PIERLOT

COMPOSITION : Thé purgatif ayant la même composition que le thé Saint-Germain du Codex (1).

DOSE : 5 à 10 grammes (1 ou 2 cuillerées à bouche) matin et soir, infusés pendant demi-heure dans une petite tasse d'eau bouillante qu'on sucre à volonté, ou macérés pendant 12 heures dans un verre d'eau froide.

THIOCOL ROCHE

Deux préparations spécialisées :

1º **Comprimés**.

COMPOSITION : Dosés à 0,50 centigr. de thiocol, solubles dans l'eau.

DOSE : De 4 à 10 par jour.

2º **Sirop Roche au thiocol**.

COMPOSITION : Sirop d'écorces d'oranges amères et thiocol. Une cuillerée à soupe contient un gramme de thiocol, équivalant à 0,50 centigr. de gaïacol cristallisé.

DOSE : *Adultes*, de 2 à 5 cuillerées à bouche par jour. *Enfants*, de 2 à 5 cuillerées à café et plus.

(1) Voy. le Codex, page 407.

THYMOL DORÉ

Composition : Préparation liquide, antiseptique à base d'essence de thym.

Dose : Une cuillerée à bouche par litre d'eau.

THYMO-NAPHTO-SALOL DE CRUZEL

Composition : Solution glycéro-alcoolique contenant par cuillerée à soupe :

Thymol..................... 0,50 centigr.
Naphtol.................... 0,25   —
Salol...................... 0,50   —

Dose : Une cuillerée à soupe par litre d'eau.

THYROÏDINE COUTURIEUX

Composition : Pastilles dosées à 0,05 centigr. de thyroïdine.

Dose : 1 à 5 pastilles par jour.

TISANES DÉPURATIVES ROGÉ-CAVAILLÈS

Il en existe deux sortes :

1° **Tisane liquide.**

Composition : A base de saponaire, gentiane, bardane et fumeterre.

Dose : 2 cuillerées à soupe par jour.

2° **Tisane sèche.**

Composition : C'est un saccharolé de la précédente, aux mêmes bases et aux mêmes doses.

Dose : Deux paquets par jour dans de la tisane ou de l'eau.

TISPHORINE

Composition : Poudre alimentaire à base de phosphates, fécules, cacao et lait concentré.

Dose : Une cuillerée à soupe pour faire un potage.

TISSUS EMPLASTIQUES LE PERDRIEL

1º Mouches de Milan.

Ne nécessitant aucune manipulation pour être appliquée.

2º Taffetas vulnéraire Marinier.

Il en existe :

a) *Au baume du Commandeur.*

b) *A l'arnica.*

c) *Au collodion.*

3º Toile vésicante Le Perdriel.

COMPOSITION : A base de cantharides, cette toile remplace le vésicatoire et n'a pas besoin d'être camphrée.

4º Emplâtre de thapsia.

TOLU LE BEUF

COMPOSITION : Emulsion concentrée renfermant tous les principes du baume de Tolu.

DOSE : 1 cuillerée à café dans de l'eau ou du lait sucré, 2 ou 3 fois par jour, pour les *enfants.*

TONIQUE CHAPÈS

COMPOSITION : Vin au Malaga, colombo, kola et oranges amères.

DOSE : Un verre à liqueur à la fin de chaque repas.

TONIQUE GONNON

On trouve sous ce nom trois préparations à base de glycérophosphates composés de soude, de potasse et de chaux.

1º Granulé.

COMPOSITION : Chaque cuillerée à café contient 0,20 centigr. de glycérophosphates.

Dose : De 2 à 4 cuillerées à café par jour.

2⁰ Sirop.

Composition : Dosé à 0,20 centigr. de glycérophosphates par cuillerée à bouche.

Dose : De 2 à 4 cuillerées à bouche par jour.

3⁰ Vin.

Composition : Dosé à 0,20 centigr. de glycérophosphates par cuillerée à bouche.

Dose : De 2 à 4 cuillerées à bouche par jour.

TOPIQUE BENGUÉ

Composition : Baume analgésique où le salicylate de méthyle est remplacé par le mésothane de Bayer. Se compose donc de lanoline, menthol et mésothane de Bayer. En tubes d'étain.

Indications : Mêmes indications que le baume analgésique de Bengué.

TOPIQUES CHAUMEL

Ce sont des médicaments à base de glycérine solidifiée et de tous médicaments antiseptiques.

Crayons intra-utérins, pessaires, ovules, suppositoires et bougies urétrales.

TRIBÉRANE

Composition : Poudre laxative contenant, pour 120 grammes :

Sucre pulvérisé.....................	70 grammes.
Racine de réglisse pulvérisée....	20 —
Feuilles de séné lavé à l'alcool...	20 —
Soufre précipité.................	10 —
Vanilline.....................	0,02 centigr.

Dose : Une cuillerée à café dans de l'eau, du vin, du lait, ou du bouillon, au milieu du repas du soir.

TRIBROMURE GIGON

COMPOSITION : Mélange des trois bromures, de potassium, de sodium et de strontium, en un flacon accompagné d'une cuillère-mesure dosant un gramme.

EMPLOI : Faire dissoudre dans un liquide quelconque (tilleul, eau sucrée).

DOSE : De 1 à 4 cuillerées-mesure en moyenne.

TRIDIGESTIF GIGON

COMPOSITION : Elixir digestif à base de coca, quinquina, colombo, écorces d'oranges amères, pepsine, diastase et pancréatine.

DOSE : Un verre à liqueur avant ou après chaque repas.

TRIDIGESTINE DALLOZ

COMPOSITION : Granulé dont chaque cuillerée à café contient :

Pepsine....................	0,10 centigr.	
Diastase....................	0,10	—
Pancréatine................ .	0,10	—

DOSE : 1 cuillerée à café à chaque repas.

· TRINITRINE ROUSSEL

Ce sont des comprimés numérotés 1, 2 ou 3, selon qu'ils représentent 1, 2 ou 3 gouttes de solution de trinitrine au 100e.

TRITONINE

COMPOSITION : Granulé de glycérophosphate de chaux, de kola et de coca.

DOSE : 2 cuillerées à café par jour, dans du vin ou tout autre liquide.

TUBES LEVASSEUR

COMPOSITION : Petits rouleaux de papier imprégné de substances anti-asthmatiques. Un porte-cigarette spécial accompagne chaque boîte.

MODE D'EMPLOI : Allumer et aspirer la fumée.

DOSE : On peut en fumer jusqu'à 20 par jour.

U

URÉOL CHARLES CHANTEAUD

COMPOSITION : Granulé à base d'urotropine, de benzoate de soude et de benzoate de lithine.

DOSE : De 1 à 3 cuillerées à café par jour.

URICÉDINE STROSCHEIN

COMPOSITION : Granulé à base de jus de citron frais, sans aucune substance toxique.

DOSE : 3 cuillerées à café par jour en 3 fois, une demi-heure avant le repas, dans un peu de tisane ou d'eau.

V

VALÉRAL PUY

Deux préparations :

1o **Capsules.**

COMPOSITION : Chaque capsule contient :

Bromure d'ammonium........ 0,11 centigr.
Valérianate de soude........ 0,14 —

DOSE : De 4 à 9 capsules par jour.

2° **Liquide.**

Composition : Chaque cuillerée à café contient :

> Bromure d'ammonium........... 0,33 centigr.
> Valérianate de sodium........... 0,42   —

La cuillerée à café représente donc exactement trois capsules.

Dose : De 1 à 3 cuillerées à café par jour, avec un demi-verre d'eau sucrée.

VALÉRIANATE D'AMMONIAQUE DE PIERLOT

Composition : Deux préparations dans lesquelles entrent exclusivement des extraits de plantes, et non du valérianate de synthèse.

1° **Liquide.**

Composition : 10 grammes de cette préparation représentent 30 grammes de racines fraîches.

Dose : De 1 à 2 cuillerées à café matin et soir dans un demi-verre d'eau sucrée.

2° **Capsules.**

Composition : 3 capsules correspondent à 1 cuillerée à café de la préparation liquide.

Dose : De 5 à 6 capsules matin et soir à jeun, avec un demi-verre d'eau sucrée.

VALÉRIANATE DE CERIUM DE THIBAULT

Composition : Pilules à base de cerium et d'acide valérianique, employées contre les vomissements de la coqueluche et de la grossesse et contre le mal de mer.

Dose : 2 le matin, 2 dans la journée à prendre 2 ou 3 heures avant les vomissements présumés.

VALÉRIANATE GRIGNON

Composition: Préparation liquide dont chaque cuillerée à café contient :

Extrait alcoolique de valériane..   0,20 centigr.
Valérianate d'ammoniaque cristallisé......................   0,02   —
Vin d'oranges., ...   Q. S.

Dose : 1 ou 2 cuillerées à café matin et soir.

VALÉROBROMINE LEGRAND

Deux préparations :

1º **Liquide.**

Composition : Dosé à 0,50 centigr. de bromo-valérianate de soude par cuillerée à café.

Dose : De 2 à 6 cuillerées à café par jour dans un peu d'eau sucrée.

2º **Capsules.**

Composition : Au gluten, dosées à 0,25 centigr. de bromo-valérianate de soude par capsule.

Dose : 4 à 12 capsules par jour.

VANADATE GONNON

Composition : Granules dosés à un milligramme de vanadate de soude.

Dose : De 1 à 3 granules avant chaque repas, pendant 3 ou 4 jours de chaque semaine.

VANADINE DU Dʳ CHEVRIER

Composition : Préparation liquide à base de vanadate de soude.

Dose : De 2 à 10 gouttes avant chaque repas dans une cuillerée d'eau.

VANADIOL HELOUÏS

Composition : Préparation liquide à base de vanadium.

Dose : 10 gouttes dans un quart de verre d'eau, au début des 2 principaux repas quand on l'emploie comme tonique général; un quart d'heure avant les repas quand on l'emploie contre l'anorexie.

VANADIOSEPTOL HELOUÏS

Composition : Préparation liquide dérivée du vanadium, employée comme antiseptique et comme hémostatique.

Dose et Mode d'emploi : 1° *Pour lavages et pansements des plaies ou des muqueuses.* Une cuillerée à bouche dans un bol d'eau bouillie.

2° *Pour hâter la cautérisation et la cicatrisation des plaies* ou pour arrêter les *hémorragies*, l'appliquer pur sur un tampon de ouate hydrophile.

VANADIOSÉRUM HELOUÏS

Composition : Ampoules de sérum à base de vanadium, pour injections sous-cutanées. Chaque ampoule contient un centimètre cube de vanadiosérum.

VANADOFORME HELOUÏS

Composition : Poudre antiseptique pour le pansement et la cicatrisation des plaies; c'est un succédané de l'iodoforme dont il n'a pas l'odeur, ni la toxicité.

VASOGÈNES

Composition : Les vasogènes sont des hydrocarbures oxygénés qui ont la propriété de dissoudre certains

16.

médicaments insolubles dans l'eau. Ces combinaisons au vasogène forment avec l'eau des solutions ou des émulsions.

Par suite de cette propriété, qu'ils soient destinés à l'usage externe ou à l'usage interne ils s'émulsionnent avec les sécrétions de l'organisme et sont rapidement absorbés.

1º Cadosol.

COMPOSITION : C'est une solution d'huile de cade dans le vasogène.

INDICATIONS : Employé dans toutes les maladies de la peau.

2º Camphrosol.

COMPOSITION : Vasogène liquide associé au camphre et au chloroforme par parties égales.

INDICATIONS : Contre toutes les douleurs nerveuses ou rhumatismales.

DOSE : S'emploie en frictions légères, à la dose d'une cuillerée à café environ.

3º Créosotosol.

COMPOSITION : Solution à 20 0/0 de créosote dans le vasogène.

20 gouttes pèsent un gramme et contiennent 0,20 centigr. de créosote pure.

DOSE : S'emploie en frictions sur la peau ou à l'intérieur, à la dose de 30 à 200 gouttes par jour en 2 ou 3 fois dans un peu d'eau.

4º Gaïacosol.

COMPOSITION : Solution à 10 0/0 de gaïacol pur dans le vasogène.

20 gouttes contiennent 0,10 centigr. de gaïacol.

DOSE : S'emploie en onctions sur la peau, ou, à l'intérieur, à la dose de 30 à 100 gouttes par jour, émulsionnées dans du lait ou dans toute autre boisson.

5o **Ichthyosol.**

COMPOSITION : Solution à 10 0/0 d'ichthyol dans le vasogène.

INDICATIONS ET MODE D'EMPLOI : Tampons imbibés d'ichthyosol pour usage gynécologique.

6o **Iodoformosol.**

COMPOSITION : Solution à 3 0/0 d'iodoforme dans le vasogène.

INDICATIONS : S'emploie en pansements, badigeonnages, injections et frictions.

7o **Iodosol.**

COMPOSITION : Solution à 6 0/0 d'iode dans le vasogène.

20 gouttes contiennent 0,06 centigr. d'iode pur.

DOSE : S'emploie en badigeonnages ou frictions sur la peau ; et à l'intérieur, à la dose de 10 à 90 gouttes par jour immédiatement avant ou pendant les repas.

8° **Menthosol.**

COMPOSITION : Vasogène au menthol.

INDICATIONS : En onctions, injections, pulvérisations contre les catarrhes nasaux ou pharyngiens, la migraine et pour dissoudre les bouchons de cérumen.

9o **Salicylosol.**

COMPOSITION : Solution à 10 0/0 d'acide salicylique dans le vasogène.

INDICATIONS : S'emploie en frictions sur la peau dans la goutte et le rhumatisme.

10o **Vasogène Hg.**

COMPOSITION : Pommade mercurielle préparée avec le vasogène associé à la cérésine.

En capsules gélatineuses contenant 3 grammes de produit.

DOSE : Une capsule suffit pour chaque onction.

VÉSICATOIRE LIQUIDE BIDET

Liquide révulsif à appliquer au pinceau.

Une couche donne de la simple rubéfaction ; deux couches donnent de la vésication légère ; trois couches, de la vésication ordinaire ; quatre couches de la vésication très forte.

Laisser bien sécher chaque couche avant d'en appliquer une nouvelle.

VÉSICATOIRE ROSE DE BESLIER

Composition : Vésicatoire à base de cantharidate de soude.

Mode d'emploi : Laver la région avant l'application. Laisser en place jusqu'à sensation de sinapisation, puis enlever et remplacer par un cataplasme sous lequel la vésication se complète.

VIN D'ANDURAN

Composition : Vin antigoutteux à base de colchique.

Dose : De 1 à 3 cuillerées à café jusqu'à effet purgatif dans une tasse d'infusion aromatique ; à prendre à jeun ou 3 heures après avoir mangé.

VIN ANTIDIABÉTIQUE RABOT

Composition : Vin à base de bromure, de phosphates, de coca, quinquina et kola.

Dose : Un verre à madère avant chacun des deux principaux repas.

VIN AROUD

Il en existe deux variétés :

1º Vin à la viande et au quina.

Composition : Il contient par petit verre à madère

30 grammes de quinquina et les principes solubles de 27 grammes de viande,

DOSE : Deux cuillerées à bouche avant les deux principaux repas.

2° **Vin à la viande, au quina et au fer.**

COMPOSITION : Même composition que le précédent, avec addition d'un sel de fer assimilable.

DOSE : Se prend aux mêmes doses que le premier.

VIN D'AURYAN

COMPOSITION : A base de vin de Banyuls additionné de coca, kola, glycérophosphate et méthylarsinate de soude.

DOSE : Une cuillerée à soupe à la fin de chaque repas.

VIN DE BAUDON

COMPOSITION : Vin à base d'antimoine et de biphosphate de chaux.

DOSE : Un verre à madère pour les *adultes*, un verre à liqueur pour les *enfants*, au moment des repas. On peut en prendre de 4 à 5 verres par jour.

VIN DE BELLINI

COMPOSITION : Vin de Palerme additionné de quinine, cinchonine, rouge cinchonique et tanin.

DOSE : La dose moyenne est de 5 à 6 cuillerées à soupe par jour.

VIN DE BERNARD

COMPOSITION : Vin de malaga au quinquina et au fer.

DOSE : Un verre à bordeaux avant chaque repas.

VIN DE BUGEAUD

Composition : Vin d'Espagne avec quinquina et cacao.

Dose : Se prend une demi-heure avant les repas aux doses suivantes : *adultes*, un verre à madère ; *adolescents*, un verre à liqueur ; *enfants*, de 2 à 8 cuillerées à café.

VIN DU Dr CABANÈS

Composition : Vin d'Alicante au lactophosphate de chaux et de fer, et au quinquina.

Dose : Un verre à bordeaux avant chaque repas.

VIN CARDIAQUE DU Dr SAISON

Composition : Vin à base de sulfate de spartéine, convallamarine et iodure de potassium.

Dose : *Adultes*, 2 cuillerées à soupe matin et soir ; *enfants*, 2 cuillerées à café matin et soir.

VIN CASTINEL

Composition : A base de glycérine, avec addition de créosote triphosphatée et de baume de Tolu.

Dose : Un verre à liqueur à chaque repas.

VIN DE CHASSAING

Composition : Chaque verre à liqueur contient :

Pepsine................................	0,20 centigr.
Diastase................................	0,10 —

Dose : Un verre à madère avant chaque repas.

VIN DE COCA IODÉ DE RENAUD

Composition : Vin à base de coca, additionné de 0,05 centigr. d'iode par 30 grammes, soit 0,03 centigr. d'iode par cuillerée à bouche. C'est un succédané de l'huile de foie de morue et de l'iodure de potassium.

DOSE : *Adultes*, 4 cuillerées à bouche par jour ; *enfants*, 4 cuillerées à café.

VIN CORNÉLIS

COMPOSITION : Vin de muscat d'Alicante à la peptone et aux glycérophosphates.

DOSE : Un verre à liqueur à la fin de chaque repas.

VIN DÉSILES

COMPOSITION : A base de quinquina, coca, kola, cacao, phosphate de chaux, iode et tanin.

DOSE : On le prend avant, après ou entre les repas, suivant qu'on l'emploie comme apéritif, digestif ou tonique, à la dose de 2 à 3 verres à bordeaux.

VIN DESPINOY

COMPOSITION : A l'extrait pur de foie de morue.

DOSE : *Adultes*, 2 cuillerées à soupe par jour ; *enfants*, 2 à 3 cuillerées à café, suivant l'âge.

VIN DE DUSART

COMPOSITION : Vin au lactophosphate de chaux et à l'acide lactique.

DOSE : De 2 à 6 cuillerées à bouche avant les repas.

VIN ÉCALLE

COMPOSITION : Chaque verre à madère contient un gramme de kola et un gramme de coca.

DOSE : Un verre à madère avant ou après chacun des deux principaux repas.

VIN DE FRANC

COMPOSITION : A base d'extraits de kola, coca et

colombo ; de pepsine, diastase et pancréatine. Le verre à liqueur contient 0,30 centigr. de chaque substance active.

Dose : Une verre à liqueur à chaque repas.

VIN GAULOIS DE JOUISSE

Composition : Chaque cuillerée à bouche contient :

Iode métalloïdique.............	0,02 centigr.
Tanin......................	0,04 —
Lactophosphate de chaux........	0,20 —

Dose : C'est un succédané de l'huile de foie de morue ; on en prend une cuillerée à soupe à la fin de chacun des deux principaux repas.

VIN GIRARD DE LA CROIX DE GENÈVE

Composition : Chaque verre à madère contient :

Iode bisublimé................	0,075 milligr.
Tanin pur....................	0,50 centigr.
Lactophosphate de chaux.......	0,75 —

Dose : 2 à 3 verres à madère par jour.

VIN DE GOUROU

Composition : A base de kola ou gourou, associé à coca, quinquina et fer.

Dose : Un verre à madère à la fin de chaque repas.

VIN DE KOLA MIDY

Composition : A base de l'extrait total de kola.

Dose : 1 ou 2 verres à madère par jour.

VIN DE LAVOIX

Composition : La formule est la suivante :

Extrait de quinquina gris......	10 grammes
Extrait de viande.............	10 —
Phosphate monocalcique......	10 —

Glycérine neutre à 30°........	30 grammes
Sirop de sucre...............	100 —
Vin de Banyuls.............	Q. S. pour un litre.

Dose : *Adultes*, un verre à madère deux fois par jour avant les repas.

Enfants, un verre à liqueur.

VIN DU Dr LEGENDRE

Composition : Ce vin contient par verre à bordeaux :

Glycérophosphate de chaux.....	0,20 centigr.
Kola......................	0,50 —
Coca......................	0,50 —

Dose : Un verre à bordeaux après chaque repas.

VIN LERET

Composition : A base d'algues marines associées au tanin et au chlorhydrophosphate de chaux.

Dose : Se prend pur ou étendu d'eau, aux doses suivantes : *adultes*, un verre à liqueur avant ou après chacun des deux principaux repas ; *adolescents*, par cuillerées à soupe ; *enfants*, par cuillerées à café.

VIN MARIANI

Composition : Préparé avec les feuilles fraîches de la coca du Pérou.

Dose : Un verre à madère après chaque repas.

VIN MOISAN

Composition : A base de noix de kola et coca associés à la théobromine et au tanin.

Dose : Deux fois par jour, de préférence après les repas, un verre à bordeaux pour les *adultes*, un verre à liqueur pour les *enfants*.

VIN DE MORIDE

Composition : A base de plantes marines, ce vin contient 1 gramme d'iode organique combiné par litre.

Dose : 2 ou 3 fois par jour un verre à madère pour les *adultes;* un verre à liqueur pour les *enfants,*pur ou coupé d'eau suivant le goût.

VIN NOURRY

Composition : Chaque cuillerée à soupe contient :

Iode............................ 0,05 centigr.
Tanin............................ 0,10 —

Dose : *Adultes,* une cuillerée à soupe aux repas. *Enfants,* une cuillerée à café aux repas.

VIN DE PACHAUT

Composition : Contient 0 gr. 50 centigr. d'extrait de quinquina gris par cuillerée à bouche.

Dose : 4 cuillerées à soupe par jour.

VIN PAUSODUN

Composition : A base de coca, kola, quinquina et espèces amères.

Dose : Un verre à madère à la fin de chaque repas.

VIN DE PEPTONE DE CHAPOTEAUT

Composition : Chaque verre à bordeaux contient 10 grammes de viande de bœuf digérée par la pepsine.

Dose : Un ou deux verres à bordeaux après chaque repas.

VIN DE POURTAL

Composition : Chaque cuillerée à bouche contient :

Tartrate ferrico potassique..... 0,10 centigr.
Extrait de colombo............ 0,025 milligr.
Arseniate de fer.............. 0,001 —

Dose : 2 à 4 cuillerées à bouche à chaque repas.

VIN DE ROBIQUET

Composition : A base de quinquina et de pyrophosphate de fer.

Dose : Un verre à madère avant chaque repas pour les *adultes ;* une cuillerée à bouche pour les *enfants.*

VIN DE G. SEGUIN

Composition : A base de cinchona calisaya, vin tonique et succédané de la quinine.

Dose : Un verre à madère après chaque repas.

VIN DES TROIS TONIQUES

Composition : A base des trois toniques : quinquina, kola, coca.

Dose : Un verre à madère à la fin de chacun des deux principaux repas.

VIN URANÉ DE PESQUI

Composition : Vin antidiabétique à base d'azotate d'urane, bromure de lithium, pepsine, quinquina et glycérine.

Dose : 3 verres à madère par jour, pris pur ou étendu d'eau 5 minutes avant ou de suite après le repas et le soir avant de se coucher.

VIN DE VIAL

Composition : A base de quina, suc de viande et lactophosphate de chaux.

Dose : Un verre à liqueur avant chaque repas.

VIN DE VOGUET

Composition : A base de glycérophosphates de chaux et de soude, quinquina, kola et coca.

Dose : 2 ou 3 verres à madère par jour.

VINAIGRE DE PENNÈS

Composition : Vinaigre antiseptique à base d'acides benzoïque et salicylique.

Mode d'emploi : C'est un antiseptique employé surtout pour la prophylaxie des maladies contagieuses et la désinfection des chambres de malades.

X

XÉROFORME

Composition : Succédané de l'iodoforme, inodore et non toxique; s'emploie dans les mêmes cas et de la même façon que l'iodoforme.

Z

ZOMOL

Composition : Suc de viande desséché. Une cuillerée à soupe représente le suc de 200 grammes de viande crue.

Dose : 1 à 2 cuillerées à café ou à soupe dans du bouillon ou un liquide quelconque.

ZOMYO-BEEF

Composition : Préparation liquide constituée par du suc musculaire de viande de bœuf concentré à froid et additionné de glycérophosphate de chaux.

Dose : De *stimulation :* une cuillerée à café avant chaque repas.

De *surnutrition :* de 2 à 4 cuillerées à soupe avant chaque repas.

SUPPLÉMENT

—

ALGOCRATINE LANCOSME

COMPOSITION : Cachets à base d'amidopyrazolone.

INDICATIONS : Migraines, névralgies, sciatique, règles douloureuses.

DOSE : 1 à 2 cachets à une heure d'intervalle au moment des douleurs.

AMPOULES AUTO-INJECTABLES DE VIEL

COMPOSITION :

a) **Ampoules de un centimètre cube.**

Chlorhydrate de morphine : 0,01 centigramme.

Ergotinine cristallisée : 0,001 milligramme.

Méthylarsinate disodique : 0,05 centigrammes.

Benzoate de mercure : 0,02 centigrammes et 0,05 centigrammes.

Chlorhydrate de cocaïne : 0,01 centigramme et 0,02 centigrammes.

Chlorhydrate de cocaïne pour injections rachidiennes : 0,02 centigrammes.

Sulfate de spartéine : 0,025 milligrammes.

Chlorhydrate de quinine : 0, 25 centigrammes.

Caféine : 0,25 centigrammes.

Cacodylate de soude : 0,05 centigrammes et 0,10 centigrammes.

Calomel : 0,10 centigrammes.

Sérum de Trunecek.

Huile grise : 0,20 centigrammes.

Huile au biiodure de mercure.

Biiodure de mercure aqueux : 0,005 milligrammes et 0,01 centigramme.

Glycérophosphate de soude : 0,25 centigrammes.

Sulfate de strychnine : 0,002 milligrammes et 0,005 milligrammes.

Chlorhydrate d'héroïne : 0,01 centigramme.

Chlorhydrate d'adrénaline : 0,001 milligramme.

Stovaïne : 0,01 centigramme.

Ether pur à 66 degrés.

Ergotine.

Pneumococcine. (Voy. page 206.)

Nitrite d'amyle.

Iodure d'éthyle.

Huile camphrée à 0,10 centigrammes.

Scopolamine morphine.

Cacodylate de mercure : 0,05 centigrammes.

b) **Ampoules de 2 centimètres cubes.**

Calomel : 0,10 centigrammes.

Chlorhydrate de cocaïne : 0,04 centigrammes et 0,08 centigrammes.

Ether pur à 66 degrés.

Sérum de Trunecek.

c) **Ampoules de 5 et 10 centimètres cubes.**

Sérum de Chéron.

d) **Sérum chirurgical.**

Ampoules de 125 centimètres cubes et de 250 centimètres cubes.

Flacons de un demi-litre et de un litre.

e) **Sérum gélatiné Viel.** (Voy. page 238.)

CAPSULES DE GONÉINE DU Dr FOURNIER

Composition : Chaque capsule contient :

Essence de santal rectifiée....... 0,20 centigr.
Résines de Kawa-Kawa(piper mé-
  thysticum).................. 0,07 —

Dose : 8 à 12 capsules par jour à prendre au moment des repas.

ELIXIR ANTIGASTRALGIQUE DAVID

Composition : Elixir à base de différentes plantes stomachiques et de stovaïne.
Dose: Un verre à liqueur après les repas et au moment des crises douloureuses.

GAÏACOL PHOSPHATÉ PAUTAUBERGE

Composition : Solution contenant par cuillerée à soupe :

Gaïacol...................... 0,10 centigr.
Chlorhydrophosphate de chaux.. 0,50 —

Dose : De 2 à 4 cuillerées à soupe dans un demi-verre d'eau sucrée avant ou de suite après les repas.

GLOBULES LAINCAR DE LANCOSME

Composition : Chaque globule contient 0,004 milligrammes de chlorhydrate d'héroïne additionnés aux principes suivants : phosphate de gaïacol, terpine et tanin.
Dose : 1 à 2 globules 3 fois par jour.

GRAINS LAXATIFS DE L'OURS BLANC

Composition : Grains contenant chacun 0,025 milligrammes d'un mélange appelé *phéno-rhamnine* et cons-

titué par les médicaments suivants: phénolphtaléine,
leptandrine, noix vomique et extrait de cascara.

Dose: 2 à 4 grains le soir dans la première cuillerée
du potage.

GRANULÉ DE QUASSIA-AMARA RABOT

Composition : Même composition que le quassia-
kina Rabot sous forme de vin; c'est-à-dire à base de
quassia-amara et d'écorces d'oranges amères.

Dose : *Enfants*, une demi-cuillerée à café aux 2
principaux repas.

Adultes, une cuillerée à café.

HUILE DE FOIE DE MORUE DU Dr PETER MOLLER

Composition : Huile préparée avec des foies frais et
choisis, absolument pure et naturelle.

Dose : Mêmes doses que l'huile ordinaire.

KERLOL

Composition : C'est un polyphénate de fer résultant
de la combinaison du sesquioxyde de fer avec des
phénates basiques de fer.

Indications : Médicament employé contre les ec-
chymoses, les plaies de toute nature et notamment
les plaies variqueuses, les hémorroïdes, les varices,
la blenorragie.

Doses et mode d'emploi : Ce médicament est préparé
sous les formes suivantes :

1o **Liquide**, peut s'employer à toutes les doses, pur
ou allongé d'eau bouillie ; sur des compresses recou-
vertes de toile imperméable.

2o **Poudre** à employer à l'état naturel pour pansements des plaies.

3° **Pommade**, répondant à la formule suivante :

Kerlol en poudre.....	0,50	centigr.
Lanoline......................	10	grammes.
Eau de roses...................	10	—
Vaseline.....................	20	—

4° **Suppositoires Lerck** répondant à la formule suivante :

Kerlol en poudre................	0,30	centigr.
Beurre de cacao................	4	grammes.

LÉCITHINE CARTAZ

Composition : Médicament préparé sous 3 formes :

1° **Ampoules,** pour injections intramusculaires. Elles sont dosées à 0,15 centigrammes.

2° **Granulé,** dosé à 0,05 centigr. par cuillerée à café.

3° **Pilules,** dosées à 0,05 centigr. de lécithine pure par pilule.

Doses : Les injections se font deux fois par semaine.

Le granulé se prend dans un peu de lait ou d'eau, à la dose de 3 à 4 cuillerées à café pour les *adultes ;* de 1 à 2 cuillerées à café pour les *enfants.*

Les pilules se donnent à la dose de 3 à 4 par jour, et de préférence au moment des repas.

MAGNÉSIE ANGLAISE DE STORKE

Composition : Magnésie calcinée chimiquement pure et à l'état de poudre.

Dose : En moyenne une cuillerée à café au moment du repas du soir.

MYSOL

Composition : Capsules titrées à 0,20 centigrammes de santalol provenant de la distillation du bois de santal du Mysore.

17.

Dose : 8 à 12 capsules par jour.

NÉOFILHOS

Composition : Caustique de Filhos perfectionné, présenté sous forme de crayons à usage gynécologique.

Mode d'emploi : Ils servent aux cautérisations utérines suivant les indications fournies par le professeur Richelot.

OLÉOZINC DU Dr JACK

Composition : Pommade composée à base d'oléate de zinc pur et inaltérable.

Indications : S'emploie contre l'eczéma, l'impetigo, le sycosis, l'herpès, etc... et en dehors de toute poussée aiguë.

PASTILLES JACQUET

Composition : Pastilles contre le mal de gorge à base de stovaïne.

Dose : 8 à 12 par jour.

PECTORALINE CORDIER

Composition : Pastilles de pâte pectorale verte à l'eucalyptol et à la codéïne.

Dose : 10 à 12 pastilles par jour.

POLYFORMINE DU Dr TABAR

Composition : Comprimés dosés à 0,25 centigr. de formiates purs de chaux, soude et magnésie.

Dose : De 4 à 10 comprimés par jour.

PROTIODE GREMY

Composition : Composé iodé organique dans lequel l'iode est fixé sur le plus petit groupement moléculaire entrant dans la constitution du protoplasma cellulaire.

Il se présente sous forme de solution glycéro-aqueuse incolore et inodore dont chaque goutte contient un centigramme de protiode.

Un compte-gouttes accompagne le flacon.

Dose : 2 ou 3 fois par jour on doit prendre de 15 à 20 gouttes dans un 1/4 de verre de la boisson habituelle.

PURGATIF CORDIER

Composition : Paquets de poudre purgative à base de résines de convolvulus et de saccharate de magnésie vanillée.

Dose : *Enfants*, un demi ou un paquet.

Adultes, 2 à 3 paquets.

REMÈDE D'ABYSSINIE D'EXIBARD CONTRE L'ASTHME

Ce médicament est préparé d'après la formule indiquée sous la rubrique poudre d'Abyssinie d'Exibard (voy. page 208) et présenté sous 3 formes.

1º **Cigarettes ;**

2º **Feuilles à fumer** dans la pipe comme du tabac ;

3º **Poudre**. (Voy. page 208.)

RICINAL REBEC

Composition : Huile de ricin desséchée sans addition d'aucun drastique, se présentant sous forme de poudre blanche de goût et d'odeur anisé.

Dose : 30 grammes à délayer dans un demi-verre d'eau. Se prend d'ailleurs comme laxatif et comme purgatif aux mêmes doses que l'huile de ricin.

SUPPOSITOIRES CHAUMEL

Composition : Suppositoires à la glycérine solidifiée additionnée :

a) De belladone : contre la constipation simple ;

b) D'antipyrine et d'hamamelis virginica : contre les hémorroïdes ;

c) De tous médicaments : contre diverses maladies.

TABLETTES OXYMENTHOL PERRAUDIN

Composition : Pastilles à base d'oxygène naissant, de menthol, de cocaïne, de stovaïne, et benzoate de soude.

Dose : 6 à 10 par jour.

TONIQUE CARTAZ

Composition : Vin tonique à base de quina, coca, kola, écorces d'oranges amères et vin vieux d'Espagne.

Dose : 2 à 3 verres à liqueur par jour.

VÉSICATOIRE D'ALBESPEYRES

Composition : Toile vésicante préparée avec des cantharides titrées.

Mode d'emploi : Laisser 4 heures pour les *enfants*, 6 heures pour les *adultes ;* si, au bout de ce temps, la vésicule n'est pas formée, continuer l'action du vésicatoire avec un cataplasme chaud, ne jamais le camphrer ni interposer entre la peau et lui de substances étrangères, comme le papier huilé.

DEUXIÈME PARTIE

NOMENCLATURE DES SPÉCIALITÉS PAR LEURS COMPOSANTS OU LEURS PROPRIÉTÉS THÉRAPEUTIQUES.

—

ACIDE TARTRIQUE

ACONIT

ADRÉNALINE

AGARICINE

AIROL

ALGUES MARINES

ANTIBLENNORRAGIQUES

ANTIDIABÉTIQUES

ANTIFÉBRILE

ANTIGOUTTEUX

APIOL

ASPIRINE

BAINS

BAUMES ANALGÉSIQUES

BENZOATE D'AMMONIAQUE

BISCUITS MÉDICAMENTEUX

CAFÉINE

CALOMEL

CAPSICINE

CASCARA SAGRADA

CATAPLASMES

CHARBON

CHAULMOOGRA

CHLORAL

CIGUË

CIMIFUGA RACEMOSA

CINNAMATE DE SOUDE

CITARINE

CITRATE DE SOUDE

CITRON

COCA

CODÉINE

COLCHIQUE

COLLODION

COLOMBO

CONDURANGO

CONVALLARIA MAIALIS

CONVOLVULUS

COPAHU

COTONS

CRESSON

CRYOGÉNINE

CUBÈBE

DÉPURATIFS

DIGITALE ET DIGITALINES

DIONINE

DIURÉTIQUES

EUPEPTIQUES

FERRUGINEUX

GALACTOGÈNES

GÉLATINE

GENÊT

GLYCOGÈNE

GOUDRON

GRANULES

GRINDELIA ROBUSTA

GUACO

HAMAMELIS VIRGINICA

HÉLÉNINE

HELMITOL

HÉMOGLOBINE

HÉMOSTATIQUES

HÉROINE

HUILE DE CADE

HUILE DE FOIE DE MORUE

IODOFORME

IODURES

IODURE D'ÉTHYLE

KÉPHIR

LAXATIFS

LÉCITHINE

LEVURES DE BIÈRE

MÉDICAMENTS INJECTABLES

MENTHOL

MERCURIAUX

MILLEFEUILLE

MODIFICATEURS CUTANÉS

NAPHTOL

NARCÉINE

NITRITE D'AMYLE

NOYER

OLÉATE DE SOUDE

OPOTHÉRAPIE

OVULES

OXYDE DE ZINC

OXYGÈNE

PANCRÉATINE

PAPAINE

PASTILLES CONTRE LES MAUX DE GORGE ET PATES PECTORALES

PATES ALIMENTAIRES

PECTORAUX

PEPSINE

PEPTONE

PERSULFATE DE SOUDE

PÉTROSÉLINE

PHOSPHATES ET PHOSPHORE

PIPÉRAZINE

PODOPHYLLIN

POMME REINETTE

POUDRES ANTISEPTIQUES

SALOL

SANTAL

SAUGE

SEDLITZ

SELS BILIAIRES

SEMENCES DE COINGS

SÉNÉCINE

SÉRUMS

SINAPISMES

SOUFRE ET SULFURES

SPARADRAPS

SPARTÉINE

TRINITRINE

ULMARÈNE

VALÉRIANE ET VALÉRIANATES

VANADIUM ET VANADATES

VERMIFUGES

VÉRONAL

VIANDE

TROISIÈME PARTIE
NOMENCLATURE DES FABRICANTS DE SPÉCIALITÉS

Acard, 4, rue Neuve-Popincourt, Paris.

Pastilles Acard.
Pilules Acard.

Sirop Acard.

Adrian, 9 et 11, rue de la Perle, Paris.

Anesthésiques Adrian.
Arrhénal Adrian.
Capsules de terpinol Adrian.
Convallaria maïalis Langle-
  bert.
Diiodoforme Taine.
Extrait de céréales Adrian.
Gaïacol iodoformé Sérafon.
Gastricine du Dr Dubourcau.
Glycogène Adrian.
Hémoglobine Deschiens.
Képhir Salières.
Lécithine Adrian.
Levurargyre Adrian.
Levûre de bière Adrian.
Liqueur peptophosphorique
  Adrian.

Nuclékinase Adrian.
Pancréatine superactive
  Adrian.
Phosphatose Vaudin.
Poudres Adrian.
Pyramidon Adrian.
Quassine Adrian.
Quinate de lithine Adrian.
Quinoformine Adrian.
Sirop hémostatique de Pé-
  neau.
Sulfurine du Dr Langlebert.
Terpine Adrian.
Vésicatoire liquide Bidet.
Vin cardiaque du Dr Saison.

Aguettant, 36, quai Fulchiron. Lyon,

Nosol.
Sirop de Crolas.

Sucre Dulcior.
Teinture de Cocheux.

Albertini, 2, rue Condorcet, Paris.

Glycophosphone Albertini.

Alexandre, 19, rue des Mathurins, Paris.

Cascara liquide Alexandre. | Phénol Bobœuf.
Hamameline Roya.

Allais, 96, Boulevard de Créteil. Le Parc Saint-Maur.

Huile de foie de morue Duquesnel.

Allègre, rue de la République, Nice.

Créosine Bosio.

Allier, à Saint-Just, Marseille.

Vin de Bernard.

Aniodol (Société anonyme), 32, rue des Mathurins, Paris.

Aniodol.

Arsac, à Montélimar (Drôme).

Solution de biphosphate de chaux des Frères Maristes.

Astier, 72, avenue Kléber, Paris.

Arrhéol. | Kola granulée Astier.
Céréalose Midy. | Mucogène.
Condurango granulé Astier. | Quinquina granulé Astier.
Glycophosphates granulés
Astier.

Aulagne, rue de la République, Saint-Etienne.

Lin Aulagne.

Badel, 2, rue des Alpes, à Valence (Drôme).

Aleurose Badel. | Poudre laxative André.
Glycéro-Kola André. | Sirop antispasmodique
Juglanrégine. | André.

Bain, 43, rue d'Amsterdam, Paris.

Chloralose Bain.

Barbey, 1 bis, quai aux Fleurs, Paris.

Digestif Capmartin. | Sirop Jane.

Barbier, 1, rue Michelet, Paris.

Anticalculose.

Du Barry, 14, rue Castiglione, Paris.

Revalescière.

Bascourret, 37, rue Galilée, Paris.

Biscotte de légumine diasta- | Granules des Vosges.
   sée du D^r Vœbt. | Nucléopeptone du D^r Vœbt.

Basset, à Tassin, près Lyon.

Cachets du Dr Faivre.

Baud, à Nîmes.

Bromoformine Baud.

Baudon, rue Charles-V, 12, à Paris.

Elixir eupeptique Tisy. | Vin de Baudon.

Bayer (Société des produits), 24, rue d'Enghien, Paris.

Somatose Bayer.

Bect, 39, place du Peuple, Saint-Etienne.

Cosmétique Arnault. | Sirop Bect.

Bély, 78, boulevard des Batignolles, Paris.

Capsules Bély.

Bengué, 47, rue Blanche, Paris.

Anesthésiques du Dr Bengué. | Pilules Bengué.
Baume analgésique Bengué. | Topique Bengué.
Dragées Bengué. |

Béral, 14, rue de la Paix, Paris.

Saccharure d'aconit Béral.

20.

Berger, 48, rue Saint-Jean, Lyon.

Terpine soluble Berger.

Bertaut-Blancard, 40, rue Bonaparte, Paris.

Kipsol.
Pilules Blancard.

Sirop de Blancard.

Berthiat, 107, faubourg Saint-Antoine, Paris.

Benzonaphtol Berthiat.

Beslier, 14, rue Commines, Paris.

Vésicatoire rose de Beslier.

Besson, 29, rue de l'Obélisque, Châlons-sur-Saône.

Apio-gravéol Besson.

Billon, 46, rue Pierre-Charron, Paris.

Ovolécithine Billon.
Sperminum Poehl.

Stovaïne Billon.

Bloquet, 44, rue Richelieu, Paris.

Képhalose.

Bocquillon-Limousin, 2 bis, rue Blanche, Paris.

Cachets Limousin.
Capsules d'hypnone Limousin.
Capsules tænifuges Limousin.
Chloral perlé Limousin.

Ektogan.
Hopogan.
Iodurine granulée.
Liqueur concentrée de Pichi-Limousin.

Bordelet, 39, rue de Clichy, Paris.

Quinquina Bell.

Bordet, 12, rue Constantine, Lyon.

Biopilules Bordet.

Bouillot, 44, rue Cambon, Paris.

Pangaduine.

Boulet, 36, avenue Duquesne, Paris.

Stomacol Boulet.

Boullé, 70, rue Nollet, Paris.

Sérosine Boullé.

Bourcet, 24, chemin de Francheville, Lyon.

Granules Bourcet.

Bourguignon, 112, rue de Paris, Le Hâvre.

Arsyneurone Bourguignon.
Bromocaféine Bourguignon.
Comprimés Bourguignon.
Formiate Delaire.
Granulé Delaire iodotannique.
Laxatif Bourguignon.
Terpine Delaire.

Bousquet, 63, rue de la Boëtie, Paris.

Ampoules du Dr Bousquet.
Cachets du Dr Bousquet.
Capsules du Dr Bousquet.
Carbonine du Dr Bousquet.
Dionine Merck.
Perhydrol Merck.
Tablettes du Dr Bousquet.

Bouty et Cie, 1, rue de Châteaudun, Paris.

Extrait de malt Tourtan.
Formagnol Bouty.
Gastrozymase du Dr Couderc.
Lécithine Bouty.
Levûre de bière Tourtan.
Produits opothérapiques Bouty.

Boveil, 9, place des Terreaux, Lyon.

Elixir Boveil.
Formisodine Boveil.
Pilules lithuranées Basset.

Boymond et Cie, 67, rue de Provence, Paris.

Kola du Dr Heckel.

Bret, à Romans (Drôme).

Pilules hématogènes du Dr Vindevogel.

Brissonnet, 41, rue de Maubeuge, Paris.

Créosoforme granulé Brissonnet.
Dragées de fer Briss.

Brociner, 7, rue des Trois-Bornes, Paris.

Sirop Corrèze.

Bruel, 38, rue de Paris, à Colombe (Seine.)

Benzoiodhydrine Bruel.
Capsules Bruel.
Ether amyl valérianique

Bruel.
Glycérophosphates Bruel.
Granules Bruel.

Bruneau, 71, rue Nationale, Lille.

Cigarettes Escouflaire.
Pastilles de cocaïne Bruneau.
Peptone Cornélis.

Poudre Escouflaire.
Sambucium Bruneau.
Vin Cornélis.

Brunelet, 22, rue Turbigo, Paris.

Pastilles Brunelet.

Brunerye, 25, rue de la Terrasse, Paris.

Névroformine.

Brunet, 34, rue Saint-Paul, Paris.

Curatine.

Brunot, 10, rue de Chaillot, Paris.

Képhaline.　　　　　| Sel de Hunt.

Buchet et Cie, 21, rue des Nonnains-d'Hyères, Paris.

Pain de gluten Heudebert.

Bunoz, place Meissonnier, à Lyon.

Papier Eymonnet.

Byla, 89, rue de Montrouge, à Gentilly (Seine).

Energétènes végétaux.
Musculosine Byla.
Peptone Byla.

Sirop d'hémoglobine Byla.
Sucs organiques Byla.

Cabanès, 34, boulevard Haussmann. Paris.

Dragées Cabanès.
Hamamelis du Dr Ludlam.

Pilules de Cabanès.
Santal Cabanès.

Callmann, 2, rue de l'Echelle, Paris.
Benzidia.

Camus à Moulins (Allier).
Choléine Camus.

Canonne, 49, rue Réaumur, Paris.
Pastilles Valda.

Carbonel, à Avignon.
Dragées Carbonel.

Carbovis (Société du), 12, rue d'Uzès, Paris.
Carbovis.

Carrion et Cie, 54, faubourg St-Honoré, Paris.

Ampoules Carrion.
Eukinase.
Eusécrétine.
Hémato-éthyroïdine.
Kéfir Carrion.

Levure Carrion.
Pancréatokinase.
Plasma de Quinton.
Produits opothérapiques Carrion.

Cartaz, 81, rue Lafayette, Paris.

Fluidbos.
Hétol Cartaz.
Lécithine Cartaz.

Sirop iodo-tannique phosphaté de Cartaz.
Tonique Cartaz.

Castinel, 22, boulevard Longchamp, Marseille.
Vin Castinel.

Catillon, 3, boulevard Saint-Martin, Marseille.

Peptone Catillon.
Strophantus Catillon.

Tablettes de thyroïde Catillon.

Cayron, à Châteauroux (Indre).
Pepsine absolue Olléac. | Peptone Olléac.

Chabre, à Toulon.
Glutines Chabre.

Chaix, 10, rue de l'Orne, Paris.

Enterokinone de Chaix.

Produits opothérapiques Chaix.

Sphygmotopique Chaix.

Succomusculine Chaix.

Champigny et Cie, 19, rue Jacob, Paris.

Capsules Berthé.
Capsules Guyot.
Charbon de Belloc.
Goudron Guyot.
Granulés Mentel
Huile de foie de morue Berthé.
Ostéine Mouriès.

Pastilles de charbon de Belloc.
Pâte de Regnauld.
Perles de Clertan.
Pilules de Vallet.
Quinium Labarraque.
Sirop de Follet.
Tisphorine.
Tribérane.

Chandron, 20, rue de Châteaudun, Paris.

Glycogène du Dr de Nittis.

Chanteaud, Charles, 54, rue des Francs-Bourgeois, Paris.

Granules dosimétriques de Ch. Chanteaud.
Sedlitz Charles Chanteaud.

Sténol de Ch Chanteaud.
Uréol de Ch. Chanteaud.

Chanteaud, Gustave, 108, rue Vieille-du-Temple, Paris.

Glycophosphates G. Chanteaud.

Lithine granulée G. Chanteaud.
Sublimé G. Chanteaud.

Chapelle, 5, Cours Morand, Lyon.

Pilules de protoïodure de fer.

Fer Vézu.

Chapès, 12, rue de l'Isle, Paris.

Hélénine du Dr Korab.

Tonique Chapès.

Charton, 2, rue Tiron, Paris.

Huile de foie de morue Meynet.

Sirop benzoïque de Serres.

Charvoz, 34, rue de Trévise, Paris.

Elixir du Dr Dutremblay.

Chassaing et Cie, 6, avenue Victoria, Paris.

Eugéine Prunier.
Glycophénique Déclat.
Neurosine Prunier.
Phosphatine Falières.

Poudre laxative de Vichy du Dr Souligoux.
Sirop phéniqué Déclat.
Vin de Chassaing.

Chassaing et Dumesny, 53, boulevard Saint-Martin, Paris.

Cachets antidolor Roger.
Cigarettes du Dr Cléry.
Phénosalyl Tercinet.

Poudre antiasthmatique de Cléry.
Vanadine du Dr Chevrier.

Chatelain, 15, rue de Paris, à Puteaux (Seine).

Alexine.

Chaumel, 87, rue Lafayette, Paris.

Phosphalbine Chaumel.

Chazy-Mulsant et Cie, Villefranche-sur-Saône (Rhône).

Hématopoiétine du Dr Tussau.

Chevretin-Lematte, 24, rue de Caumartin, Paris.

Ampoules Chevretin-Lematte.
Enterozyme Chevretin-Lematte.
Lactozyme Chevretin-Lematte.

Monoformate lithiné granulé.
Océanine.
Sachets inhalateurs.
Sérum marin neurotonique.

Chotard, 7 bis, rue Clauzel, à Paris.

Pilules spécifiques du Dr Arnold.

Clin-Comar et Cie, 20, rue des Fossés-Saint-Jacques, Paris.

Adrénaline Clin.
Benzoate de lithine Trehyou.
Bromure de camphre Clin.

Cacodylate de soude Clin.
Capsules Linarix.
Capsules Mathey-Caylus.

Capsules Ramel.
Digestif Clin.
Dragées de Rabuteau.
Elixir Deret.
Elixir Rabuteau.
Enésol.
Eucalyptol Ramel.
Gaïacophosphal Clin.
Glycogène Clin.
Granules Clin.
Lécithine Clin,
Liniment de Moussette.
Liqueur de Laville.
Marsyle Clin.
Métharsinate Clin.

Métharsinate de fer Clin.
Néoquinine Falières
Néoquinine arséniée Faliè-
res.
Pâte Aubergier.
Phosphotal Clin.
Pilules de Moussette.
Santal Clin.
Sirop d'Aubergier.
Sirop Nourry.
Sirop de Rabuteau.
Solurol Clin.
Solutions Clin.
Vin Nourry.

Cognet, 43, rue de Saintonge, à Paris.

Capsules Cognet.
Dragées Dubourg.

Dragées de fer Cognet.
Hémoneurol Cognet.

Coirre, 79, rue du Cherche-Midi, Paris.

Arsenic organique Glasser.
Chlorhydropeptine.
Fer Glasser.
Ferments organiques Zévor.
Glasser-rhénate de soude.
Granules trois cachets.
Gyrol.

Levure Coirre.
Myrrhine.
Podophylle Coirre.
Sirop du Dr Dufau.
Solution Coirre au chlorhy-
drophosphate de chaux.

Collas, 8, rue Dauphine, Paris.

Pilules d'Anderson.

Collin et Cie, 49, rue de Maubeuge, Paris.

Albuminate de fer Laprade | Elixir Grez.

Coltelloni, 3, place Grenette, Grenoble.

Polyformine du Dr Tabar.

Cordier, 27, rue de la Villette, Paris.

Glycérolécithine formiatée Cordier.

Cordier, à Parthenay (Deux-Sèvres).

Dragées Beaufumé.
Elixir Péruvien.

Pectoraline Cordier.
Purgatif Cordier.

Coulpier, 30, rue Louis-le-Grand, Paris.

Pilules Coulpier.

Couturieux, 57, avenue d'Antin, Paris,

Avanasol.
Avasine.
Cidrase Couturieux.
Collargol Couturieux.
Hémovasine.
Huile bi-iodurée Couturieux.
Levurine brute Couturieux.
Levurine extractive Couturieux.

OEnase Couturieux.
Pepto-maltine Virey.
Pilules Lancereaux.
Pilules Spasma.
Polyformiate Couturieux.
Sel double Couturieux
Thyroïdine Couturieux.

Couvreur, à Roubaix.

Pilules céphaliques Saint-Michel.

Crinon, 45, rue Turenne, Paris.

Chloridia.
Hémoglobine Crinon.

Manganésia.

Cros, 44, rue Montmorency, Paris.

Grains de Cros.
Hémoglofer Cros.

Iodures Cros.

Crosnier, 6, rue Chanoinesse, Paris.

Sirop Crosnier.

Cruzel, à Monte-Carlo.

Thymo-naphto-salol.

Dalloz, 13, boulevard de la Chapelle, Paris.

Antalgol Dalloz.
Glycéro Dalloz.
Gosiérine Dalloz.

Hémoglobine Dalloz.
Tridigestine Dalloz.

Damian-Bonjean, 23, rue Longue, Lyon.

Glutacides Gourmand.
Glycérophosphate de chaux granulé Bonjean.

Lécitho-maltose Bonjean.
Strychnocacodyl Bonjean.

Danjou, 40, rue de Béthune, Lille.

Peptone Vassal.

Darragon, 12, rue des Clercs, à Grenoble.

Stérésol Berlioz.

Darrasse, 13, rue Pavée, Paris.

Elixir Schaffner.
Sinapisme Rigollot.

Valérobromine Legrand.

Daussin, place de l'Hospice-Condé, à Chantilly (Oise).

Sirop de Desvaucelles.

David-Rabot, à Courbevoie (Seine).

Elixir antigastralgique David.
Granulé de quassia amara Rabot.
Lécithine Rabot.

Pâte Vido.
Quassia-Kina Rabot.
Sirop Vido.

Dechaume, 31, place de la Mairie, Lyon-Villeurbanne.

Sirop Chabenat.

Defranc et Cie, 44, boulevard Haussmann, Paris.

Vin de Voguet.

Deglos, 38, boulevard Montparnasse, Paris.

Conicine Guilliermond.
Dragées Demazière.
Elixir Virenque.

Sirop Guilliermond iodotannique.
Sirop du Dr Reinvillier.

Degrauwe, 130, rue Lafayette, Paris.

Fer Bravais.

Dehaut et Cie, 147, faubourg St-Denis, Paris.

Pilules Dehaut.

Déjardin, 12, passage Boileau, Paris-Auteuil.
Extrait de malt Déjardin.

Delangrenier, 19, rue des Saints-Pères, Paris.
Racahout des Arabes.

Delouche et Cie, 356, rue Saint-Honoré, Paris.

Ampoules Boissy.
Emulsion Scott.
Pepsigénol Boissy.

Sirop d'iodure de sodium de Boissy.

Demourgues, 86, boulevard Port-Royal, Paris.

Bains Dermis.
Grains de Vals.

Savons Dermis.

Dequéant, 38, rue de Clignancourt, Paris.
Lotion Déquéant.

Derbecq, 74, boulevard Beaumarchais, Paris.

Capsules Derbecq.

Sirop Derbecq.

Despinoy, 3, rue Turgot, Paris.

Myoglobine Maurin.
Sirop Despinoy.

Vin Despinoy.

Desprez, 115, rue Saint-Honoré, Paris.
Médicaments Bories.

Dethan, 11, rue Alphonse-de-Neuville, Paris.

Neurogaïacol.
Neuroïodure.
Pastilles Dethan.

Pastilles Paterson.
Poudres Paterson.
Vin de Bellini.

Doré, 116, rue de Belleville, Paris.
Thymol Doré.

Dubois, 66, rue du Pavillon, Le Mans.
Solution dépurative Dubois. | Solution sédative Dubois.

Dufilho, à Saint-Cloud, près Paris.

Dragées Grimaud. | letan.
Elixir eusthénique du Dr Pel- | Pilules Saint-Cloud.

Duhême, à Courbevoie, près Paris.

Morrhuétine Jungken. | Sirop Blant.

Dumée, à Meaux.

Sirop Dumée.

Dupeyroux, 56, rue Notre-Dame-des-Champs, Paris.

Elixir antibacillaire Dupeyroux.

Dupray, 26, avenue Tourville, Paris.

Aliment Mellin.

Dupuis, 78, cours de la Liberté, Lyon.

Santal Salol Dupuis.

Dupuy (A.), 225, rue Saint-Martin, Paris.

Bonbons vermifuges Royer. | Pommade Royer.
Eau hémostatique Royer. | Royérine Dupuy.
Leptandrine Royer. | Suppositoires Royer.

Dupuy (B.), 40, rue Sadi-Carnot, à Puteaux (Seine).

Cresson Dupuy. | Poudre nutritive du Dr Vin-
Elixir Aurier. | devogel.
Fer Barmy. | Sirop de Vanier et Dupuy.
Pastilles Belin. |

Duriez et Cie, 20, place des Vosges, Paris.

Chloral bromuré Dubois. | Quinoïdine Duriez.
Elixir alimentaire Ducro. | Sirop sodoformique Le Goux.

Duroziez, 58, boulevard Saint-Michel, Paris.

Dragées Duroziez.

Dussuel et Faure, 26, rue des Petits-Champs, Paris

Elixir Bonjean. | Pâte d'aconit Bonjean.
Euphorine du Dr Chaboud. | Sinaplasme.

Eparvier, 26, Grande-Rue Saint-Clair, Lyon.

Boldoïne Eparvier.
Ferroxyline Eparvier.

Pilules Eparvier.
Rhamnofer Eparvier.

Falcoz, 18, rue Vavin, Paris.

Pilules nivernaises.

Famel, 26, rue de la Réunion, Paris

Sirop Famel.

Faudon, 85, rue Turbigo, Paris.

Glycomorrhuum Faudon.

Fédit et Beurrier, 59 bis, rue Pigalle, Paris.

Antipyrine de Fédit.

Ferrand, 163, faubourg Poissonnière, Paris.

Capsules Friant.

Sirop Friant.

Ferré, 142, boulevard Saint-Germain, Paris.

Levure pure Strauss.
Litharsyne.

Sucre édulcor.

Ferré-Blottière et Cie, 102, rue de Richelieu, Paris.

Dragées Blottière.
Eau antileucorrhéique Blot-
     tière.
Elixir toni-radical Blottière.
Glycérométhylarsénié Ferré.
Injection Brou.
Oléozinc du Dr Jack.
Poudre d'Abyssinie d'Exi-
     bard.
Poudre de viande de Favrot.

Remède d'Abyssinie Exibard.
Sirop Aroud.
Sirop Exibard.
Sirop gastrosthénique Blot-
     tière.
Sirop iodotannique Ferré.
Sirop lactophosphaté Blot-
     tière.
Sirop polybromuré Blottière.
Vin Aroud.

Ferrouillat, 35, rue de Rivoli, Paris.

Juglandine Ferrouillat.

Fiévet et Cie, 110, rue Saint-Denis, Paris.

Chlorol Marye.

Floucaud, 65, rue de Bagnolet, Paris.

Cataplasme instantané Lelièvre.

Flourens, 62, rue Notre-Dame, Bordeaux.

Produits opothérapiques Flourens.

Foucher, 32, rue de Rivoli, Paris.

Iodures Foucher.

Fougerat, 44, rue Chaptal, à Levallois-Perret (Seine).

Pâte Rami.
Poudre Jifa.
Rami Gouttes.
Sirop Rami.

Fougeron, 48, rue du Rocher, Paris.

Pain antidiabétique Fougeron.

Fouquet et Cⁱᵉ, 55, rue du Temple, Paris.

Sulforhinol du Dʳ Fayès.

Fournier, 26, boulevard de l'Hôpital, Paris.

Biolactyl Fournier.

Fournier, 22, place de la Madeleine, Paris.

Capsules créosotées Fournier.
Capsules de gonéïne du Dʳ Fournier.

Fournier, 21, rue de Saint-Pétersbourg, Paris.

Cérébrine.
Comprimés de koladone.
Glycérophosphates Fournier.
Kola Pausodun.
Rhapontin.
Vin Pausodun.

Fraisse, 83, rue Mozart, Paris.

Ampoules Fraisse.
Gouttes méthylarsiniques de Fraisse.
Sérum névrosthénique de Fraisse.
Sirop Fraisse.

Franc, au Perréon (Rhône).

Vin de Franc.

Francoz, à Beaujeu (Rhône).

Physiodéine Francoz.

Fraudin, 4, avenue Desfeux, à Boulogne (Seine).

Benzoate de naphtol Fraudin.
Biscols Fraudin.
Charbon granulé Fraudin.

Charbon naphtolé Fraudin.
Laxol Fraudin.

Freyssinge, 83, rue de Rennes, Paris.

Glycérophosphates Freyssinge.
Goudron Freyssinge.
Granules Freyssinge aux méthylarsinates.
Granulé des trois toniques Freyssinge.
Hypodermine Freyssinge.

Iodophorine Freyssinge.
Névrosthénine Freyssinge.
Pastilles Freyssinge.
Pilules de quassine Frémint.
Polyphorine Freyssinge.
Salicol Dusaule.
Vin des trois toniques Freyssinge.

Fruneau, à Nantes.

Papier Fruneau.

Fumouze-Albespeyres, 78, rue du Faubourg-Saint-Denis, Paris.

Antiasthmatiques Barral.
Carnine Lefrancq.
Globules du Dr Fumouze.
Ovules Chaumel.
Papier Albespeyres.
Pâte Berthé.
Pilules antigoutteuses Lartigue.

Capsules Raquin.
Sirop Berthé.
Sirop Delabarre.
Suppositoires Chaumel.
Topiques Chaumel.
Vésicatoire d'Albespeyres.

Galbrun, 4, rue Beaurepaire, Paris.

Iodalose Galbrun.

Gallois, 4, rue Meslay, Paris.

Granules asthénagogues.

Garantie Médicale, 30, faubourg Montmartre, Paris.

Antiseptone.

Sirop Napel.

Garraud, 178, rue Montmartre, Paris.

Pâte pectorale du Dr Lanoix. | Sirop pectoral du Dr Lanoix.

Gautier, 24, rue Beaubourg, Paris.

Capsules de Henderson.

Gazagne, à Pont-Saint-Esprit (Gard).

Bromure Mure.
Solution Mure au chlorhy-| drophosphate de chaux.

Genevoix, 14, rue des Beaux-Arts, Paris.

Digitaline d'Homolle et Que-| Fer Quevenne.
venne.

Gicquel, 64, rue des Tournelles, Paris.

Cigares Gicquel. | Papier Gicquel.

Gigon, 7, rue Coq-Héron, Paris.

Cétrarose. | reux du Dr Papillaud.
Elixir Gigon. | Granules de Gigon.
Gouttes amères de Gigon. | Maréone.
Grains amers de Baumé de | Pilules Bosredon.
  Gigon. | Sirop de Gigon.
Granules antimoniaux du | Sirop tribromuré Gigon.
  Dr Papillaud. | Tribromure Gigon.
Granules antimoniaux fer-| Tridigestif Gigon.

Girard, 22, rue de Condé, Paris.

Biophorine. | Vin Girard, de la Croix de
Nucléofer. | Genève.

Girard et Cie, 78, rue Sainte-Anne, Paris.

Dragées de Gille. | Sirop de Gille.
Pâte de Lamouroux. | Sirop de Lamouroux.

Gonnon, 14, rue Victor-Hugo, Lyon.

Cacodyle Gonnon. | Sirop polyioduré Gonnon.
Cacodyle Gonnon ferrugi-| Suppositoires Gonnon.
  neux. | Terpine Gonnon.
Capsules de terpinol Gonnon. | Tonique Gonnon.
Minoratine Gonnon. | Vanadate Gonnon.
Polybromure Gonnon.

Goursat, 105, rue Saint-Lazare, Paris.

Acido-Basino-formosa.

Gras, 9, rue Le Pelletier, Paris.

Globules névrosthéniques de Gras.

Grémy, 16, rue de la Tour-d'Auvergne, Paris.

Arsynal Legrand.
Citrosodine Grémy.
Lécithine Legrand.

Narcyl Grémy.
Ocréine Grémy.
Protiode Grémy.

Grignon, 2, rue Duphot, Paris.

Valérianate Grignon.

Guillaumin, 168, boulevard Saint-Germain, Paris.

Oxycyanure d'hydrargyre Guillaumin.

Hanotel, à Charleville (Ardennes).

Pilules Hanotel.

Hepp, 64, rue Taitbout, Paris.

Dyspeptine Hepp.

Hertzog, 26, rue de Grammont, Paris.

Baume Victor.

Hoffmann, La Roche et Cⁱᵉ, 7, rue Saint-Claude, Paris.

Airol Roche.
Digalène.

Thiocol Roche.

Houdé, 29, rue Albouy, Paris.

Caféine Houdé.
Elixir Houdé.
Granules Houdé.

Pastilles Houdé.
Spartéine Houdé.
Théobromine Houdé.

Jacquemaire, à Villefranche (Rhône).

Phosphate Vital Jacquemaire.

Jacquemin, à Malzéville, près Nancy.

Ferment pur de raisins Jacquemin.

Jacquet, 1, rue Vaubecour, Lyon.

Pastilles Jacquet.

Jeanson, 30, rue Pergolèse, Paris.

Gemme saponinée Lagasse.

Jouisse, à Orléans.

Vin Gaulois de Jouisse.

Kœhly, 160, rue Saint-Maur, Paris.

Purgyl.

Kügler, 48, rue de Moscou, Paris.

Asthmacônes Kügler.
Créosocônes Kügler.

Glycéricônes.
Grains du Dr Sébastien.

Labelonye et Cie, 99, rue d'Aboukir, Paris.

Aconit Ecalle.
Capsules Delpech.
Digitale Ecalle.
Dragées de Gélis et Conté.
Ergotine Bonjean.

Morrhuomaltol Ecalle.
Sirop de digitale de Labe-
lonye.
Vin Ecalle.

Labessé, 38, rue des Lices, Angers.

Gadiodine.

Vin du docteur Legendre.

Laboratoire médical de Saint-Fons (Rhône).

Nectols Garrigue.

Laboureur, 113, rue Caulaincourt, Paris.

Granules Laboureur.

Lacaze, 111, rue de Courcelles, Paris.

Bromovaléramine Lacaze.

Lacroix, 31, rue Philippe-de-Girard, Paris.

Capsules salolées Lacroix.
Pastilles de neurotrope Marcial.

Quinoforme Lacroix.

Lafay, 54, rue Chaussée-d'Antin, Paris.

Lipiodol.

Santhéose.

Lafont, 177, boulevard Saint-Germain, Paris.

Cigarettes Lafont.

Lagnoux, à Forges-les-Bains (Seine-et-Oise).

Pilules du Dr Lagnoux.

Sirop du Dr Lagnoux.

Lancelot et Cie, 26, rue Saint-Claude, Paris.

Capsules de santal Bretonneau.
Comprimés Bretonneau.
Granulé du Dr Moussaud.
Pilules antidyspeptiques Lancelot.
Pilules Doumer.

Produits spécifiques Bretonneau.
Thé Saint-Germain de Pierlot.
Valérianate d'ammoniaque de Pierlot.

Lancosme, 71, avenue d'Antin, Paris.

Algocratine Lancosme.
Eumictine.

Globules Laincar de Lancosme.
Magnésie anglaise de Storke.

Landrin, 2, rue de la Tacherie, Paris.

Algarine Nyrdahl.
Argent Nyrdahl.
Cigarettes américaines Leroy.
Dragées de Ruizia.
Elixir de Virginie Nyrdahl.

Ibogaïne Nyrdahl.
Pelliséol.
Poudre américaine Leroy.
Vin de Gourou.
Vin de Moride.

Lanos, 27, boulevard Bineau, à Levallois-Perret (Seine).

Sirop Mireille.

Larochette, à Villefranche (Rhône).
Purgine Laurent.

Larroche, 19, rue de la Tour, Toulouse.
Levures pures sélectionnées.

Laurent, 21, avenue de Saint-Ouen, Paris.
Hématogénine.

Lauriat, 21, rue du Marché, Vichy.
Chlorescine. | Poudre laxative Robert.

Lebeault et Cie, 5, rue Bourg-l'Abbé, Paris.
Vin de Bugeaud.

Le Beuf, 4, place de la Liberté, à Bayonne.
Coaltar saponiné Le Beuf. | Tolu Le Beuf.

Le Brun, 47, rue Lafayette, Paris.
Dragées toni-cardiaques Le | Eucalyptine Le Brun.
Brun. | Granulé Le Brun.

Lees, 24, rue du Bac, Paris.
Surnutrine Extral.

Leker, 13, rue Marbeuf, Paris.
Purgène.

Lenoir, à Noményy (Meurthe-et-Moselle).
Diachusine. | Pyosine.

Le Perdriel, 11, rue Milton, Paris.

Antipyrine effervescente Le Perdriel.
Biosine Le Perdriel.
Fucoglycine Gressy.
Glycérophosphates efferves-cents Le Perdriel.
Lithine effervescente Le Per-driel.
Néofilhos.

Sels de fer effervescents Le Perdriel.
Sels purgatifs effervescents Le Perdriel.
Sels de Vichy effervescents Le Perdriel.
Tissus emplastiques Le Per-driel.

Lepère, 23, place Maubert, Paris.

Pilules calmantes Descayrac.

Leprince, 62, rue de la Tour, Paris.

Arsycodile Leprince.
Cascarine Leprince.
Ferricodile.
Ferrocodile.

Néoarsycodile.
Pilules du Dr Séjournet.
Rhomnol.

Lerck, 63, place Saint-Roch, Saint-Etienne.

Kerlol.

Leroy, 9, rue de Cléry, Paris.

Grains de santé de Franck.

Le Tanneur, 7, rue de Belzunce, Paris.

Ferment-radium du Dr Le Tanneur.

Levasseur, 32, rue de la Monnaie, Paris.

Pastilles Levasseur.
Tubes Levasseur.

Vin de Robiquet.

Logeais, 37, rue Marceau, Paris.

Fluid Listérol.
Fructaline Logeais.

Hamamelis virginica Logeais.

Longuet, 22, rue Saint-Denis, Paris.

Pilules anti-hépatiques du Dr Debouzy.

Lorot, 32, faubourg Montmartre, Paris.

Sirop d'Erva.

Luzier, 14, rue Midi, à Neuilly-sur-Seine (Seine).

Hémazone Delestre.

Macquaire, 142, rue du Bac, Paris.

Emulsion Defresne.
Exalgine Defresne.
Farine maltée Defresne.
Kollasine.

Maltéine Macquaire.
Pancréatine Defresne.
Peptone Defresne.

Malègue, 25, rue Notre-Dame, Lyon.

Kéfirolactose Malègue.

Mannet, à Loudun (Vienne).

Dragées ferro-ergotées Mannet.
Elixir ferro-ergoté Mannet.

Elixir Mannet ioduré.
Elixir tribromuré Mannet.

Manya, à Collioure (Pyrénées-Orientales).

Bulles Manya.

Marchais, à La Rochelle.

Emulsion Marchais.

Mariani, 44, boulevard Haussmann, Paris.

Dragées Mariani.
Elixir Mariani.
Liqueur Mariani.
Pastilles Mariani.

Pâte Mariani.
Poudre sulfureuse Simon.
Thé Mariani.
Vin Mariani.

Martignac et Cie, 24, place des Vosges, Paris.

Digitaline cristallisée Nativelle.

Martin, 1, rue Daru, Paris.

Pilules d'émodine Martin.

Martin, 87, rue Lafayette, Paris.

Grains d'Auryan.
Liqueur d'Auryan.

Mixture antidiabétique Martin.
Vin d'Auryan.

Masset, 47, avenue Montaigne, Paris.

Lactophosphine Merveau.

Massignon, 93, rue Saint-Honoré, Paris.

Grains de vie de Clérambourg.

Maussey et Cie, 16, rue du Parc-Royal, Paris.

Kola Food.

Mayniel, 85, rue Turbigo, Paris.

Dragées Saint-André .

Mazeron, 12, faubourg Poissonnière, Paris.

Copahidia Mazeron.

Meissonier, 17, rue Cadet, Paris.

Boricine Meissonnier.

Globules tœnifuges de Sécretan.

Mercier, 18, rue Lamartine, Nantes.

Elixir analeptique ferrugineux phosphaté de Mercier.

Gaïacol Mercier.

Michotte et Gilbert, 31, rue de Lubeck, Paris.

Ichtyogaïacol Sébaste.

Phosphate granulé Thiébaud.

Midy, 113, faubourg Saint-Honoré, Paris.

Antigrippine.
Baume Duret.
Betul-Ol.
Capsules de Colchi-Sal.
Capsules de valyl Midy.
Cascara Midy.
Collargol Midy.
Injections Midy.
Pilules antidiabétiquesMidy.
Pipérazine effervescente Midy.

Sirop de Dusart.
Solution de Dusart.
Strontium bromuré Midy.
Suppositoires adrénostyptiques.
Pommade adrénostyptique Midy.
Tablettes de cocaïne- Midy.
Vin de Dusart.
Vin de kola Midy.

Miesh-Drion, 228, boulevard de la Villette, Paris.

Cholélysine.
Lofotine Stroschein.

Ossine Stroschein.
Uricédine Stroschein.

Millot et Sainclivier, 49, rue de Bitche, Courbevoie.

Globules Duquesnel,

Moisan, 65, rue d'Angoulême, Paris.

Sirop sulfureux Moisan.   Vin Moisan.

Monal frères, 6, rue des Dominicains, Nancy.

Ampoules Monal.

Moncour, 49, avenue Victor-Hugo, à Boulogne (Seine).

Kineurine Moncour. | Sphérulines Moncour.
Sénécine Frick. |

Monnier, 31, rue d'Amsterdam, Paris.

Capsules Paulet. | Capsules de quinifébrine
| Monnier.

Montagu, 13, rue des Lombards, Paris.

Broméïne Montagu. | Iodéïne Montagu.
Capsules Bonnefond. | Santalol Montagu.
Dragées du Dr Hecquet. | Santéïne Montagu.
Elixir créosoté Bonnefond. | Savons médicamenteux Michon.
Elixir du Dr Hecquet. | chon.
Emulsion Bonnefond. | Sirop d'asboline Blondin.
Ferrugine malto-phospha- | Sirop du Dr Hecquet.
tée. |

Moritz, 189, rue de Vaugirard, Paris.

Malt Moritz.

Mousnier et Cie, 26, rue Houdan, Sceaux.

Bols antidiabétiques Gui- | Savon chirurgical Lesour.
bert. | Sirop Gélineau.
Dragées Gelineau. | Vin d'Anduran.
Elixir Vital Quentin. | Vin de coca iodé de Renaud.
Pectopunch Mousnier. |

Nadaud, 16, rue de la Michodière, Paris.

Muiracithine.

Naline, à Saint-Denis (Seine).

Histogénol Naline.

Natton, 32, rue des Bons-Enfants, Paris.

Vin Leret.

Nestlé,16, rue du Parc-Royal, Paris.
Farine lactée Nestlé.

Neyret, 9, rue Saint Alexandre, Lyon.
Comprimés Neyret.

Novat, à Mâcon.
Capsules du Dr Ailaine.

Oberlin, 17, place Cadet, Paris.
Capsules Oberlin.

Oliviero, à Boulogne (Seine).
Bromocarpine.

Omnès, 11, rue Gay-Lussac, Paris.
Elixir Zidal.

Pachaut, 130, boulevard Haussmann, Paris.
Vin de Pachaut.

Paillard et Ducatte, 17, place de la Madeleine, Paris.
Ampoules Paillard et Du- | Cytoplasmine Ducatte.
catte. |

Parat, 38, avenue Félix-Faure, Paris.
Injection Parat. | Mysol.

Paul, à Beaumont-sur-Sarthe (Sarthe).
Capsules Sibériennes.

Pautauberge, 165, rue Saint-Denis, à Courbevoie.
Capsules Pautauberge. | Gaïacol phosphaté Pautau-
Dragées Pautauberge. | berge.
                         | Solution Pautauberge.

Peitz, à Coulommiers (Seine-et-Marne).
Pain de soya Lecerf.

Peloille, 2, rue du faubourg Saint-Denis, Paris.
Iodalia.

Pennès et Boissard, 2, rue Jean-de-Latran, Paris.
Sels de Pennès. | Vinaigre de Pennès.

Pepet, 20, rue du faubourg Poissonnière, Paris.
Suppositoires Pepet.

Pépin et Leboucq, à Falaise (Calvados).
Iodogénol.

Péquart, à Verdun-sur-Meuse.
Crème de morue Péquart.

Perraudin, 70, rue Legendre, Paris.
Tablettes oxymenthol Perraudin.

Pesqui, Le Bouscat, près Bordeaux.
Vin urané Pesqui.

Petit, 58, rue Saint-Placide, Paris.
Santal Petit.

Petit, 2, place des Tapis, Lyon-Croix-Rousse.
Papier salicygène Petit. | Pilules salicygènes Petit.

Petit, 40, Cours Morand, Lyon.
Granules Petit.

Petit et Alboui, 8, rue Favart, Paris.
Capsules néobalsamiques Feder. | Pastilles Petit-Alboui.
Elixir de pepsine de Mialhe. | Solution de digitaline cristallisée Petit-Mialhe.
Huile de foie de morue du Dr Peter Moller. | Suppositoires d'anusol de Gœdecke.
Lab-lacto-ferment Mialhe.

Pharmacie centrale de France, 7, rue de Jouy, Paris.
Tænifuge français du Dr Duhourcau.

Pharmacie Française, 1, place de la République, Paris.

Granules de Baumé du Dr Legros.
Granules de Fowler du Dr Legros.

Lucinine Borelle.
Pericols du Dr Legros.

Pharmacie Normale, 17, rue Drouot, Paris.

Gargarisme sec du Dr Williams.

Gastérine.
Liseronine du Dr Davysonn.

Pharmacie Normale Poissonnière, 6, rue du Faubourg-Poissonnière, Paris.

Capsules Monteigniet. | Sirop Monteigniet.

Philippon, 30, rue des Ecoles, Paris.

Sirop Philippon.

Piclin, 14, rue Saint-Hilaire, Rouen.

Cascara granulé Piclin.

Picot, à Quimper (Calvados).

Sirop Picot.

Pillet, 5, avenue Victoria, Paris.

Vin de Lavoix.

Pinel et Cie, 26, rue Baudin, Paris.

Céréalophosphates.

Piot et Lemoine, 28, rue Sainte-Croix de la Bretonnerie, Paris.

Capsules Dartois.
Cresson Maître.

Fer Martial Bodin.

Planche, 1, boulevard de la Madeleine, Marseille.

Kolanine Planche.
Pistoia Planche.

Sirop au formiate alcalin Planche.
Solution Odet.

Plasmon (Cie du), 12, rue Le Peletier, Paris.
Plasmon.

Polaillon, 46, rue de Bretagne, Paris.
Kola Bah Natton.

Poulle, 11, rue de la Chaussée-de-la-Muette, Paris.
Elatine Bouin.

Pourchot, 15, avenue du Parc-Monsouris, Paris.
Granules du Dr Watelet. | Solution du Dr Watelet.

Pourtal, à Nîmes.
Huile de Pourtal à l'euca- | Pilules de Pourtal.
   lyptol. | Vin de Pourtal.

Prevet, 48, rue des Petites-Ecuries, Paris.
Goménol.

Prothière, 55, rue Auguste-Comte, Lyon.
Solution formique Prothière.

Puy, 2, rue Sainte-Claire, Grenoble.
Cachets curatifs Puy. | Pilules Faltranck.
Capsules curatives Puy. | Valéral Puy.
Morrhuine Puy.

Quinard, à Beaune (Côte-d'Or).
OEnocaféine.

Rabot, 22, rue de la Paroisse, à Versailles.
Vin antidiabétique Rabot.

Rebec, à Nice.
Ricinal Rebec.

Rémy, 8, rue de l'Orne, Paris.
Liqueur digestive Rémy- | Produits   opothérapiques
   Hanchett. | Rémy.
Peptone Rémy.

Revel, 83, route de Vienne, à Lyon.

Granulé Reynaud. | Laxatif Revel.

Robert, 36, rue de Cursol, à Bordeaux.

Pilules de curandine Ramos. | Sirop Ramos.

Roberts et Cie, 5, rue de la Paix, Paris.

Antikamnia.
Bromidia de Battle.
Fruit de Kharu.

Listérine.
Neurilla.
Sirop de Fellows.

Robin, 13, rue de Poissy, Paris.

Glycérophosphates Robin.
Glykolaïne Laurent.
Iodone.
Lécithosine Robin.

Ovules Derma.
Peptokola Robin.
Peptonate de fer Robin

Rogé-Cavaillès, 9, rue du Quatre-Septembre, Paris.

Capsules de santal.
Colles de zinc.
Collodion Rogé.
Comprimés Rogé-Cavaillès,
Dragées de valérianate
·d'ammoniaque Cavaillès.
Emplâtres Cavaillès.
Féculoplasme Cavaillès.
Injections mercurielles Rogé-
Cavaillès.

Panamide Cavaillès.
Sapolan.
Sirop biioduré Cavaillès.
Sirop biioduré cacodylé Ca-
vaillès.
Sirop ioduré Rogé-Cavaillès.
Sulphaqua.
Tisanes dépuratives Rogé-
Cavaillès.

Rohais et Cie, 2, rue des Lions-Saint-Paul, Paris.

Bromures Laroze.
Capsules de gonosan.

Elixir d'antipyrine Laroze.
Iodures Laroze.

Rouffilange, 20, rue Saint-Lazare, Paris.

Cigarettes Espic. | Poudre Espic.

Rousseau, 54, rue de Rome, Paris.

Capsules Rousseau.

Roussel, 10, rue Washington, Paris.

Elixir toniformique Roussel.
Lycétol alcalin Roussel.
Pilules toniformiques Roussel.

Quinobromine Roussel.
Tétranitrol Roussel.
Trinitrine Roussel.

Routhier, à Vierzon (Cher).

Tétralgine.

Rouvel, 3, rue du Plâtre, Paris.

Calomelol de von Heyden.
Collargol Heyden.
Salit Heyden.

Tablettes de Duotal Heyden.
Xéroforme.

Roy, 81, boulevard Suchet, Paris.

Kola granulée Roy.
Magnésie Roy.
Quinium Roy granulé.

Quinium Roy phosphaté.
Sulfobore.

Rozan, 96, avenue de Clichy, Paris.

Sirop benzoïque du Dʳ Bosq.

Sabatier, 24, rue Singer, Paris.

Ouataplasme du Dʳ Langlebert.

Sabourdy, 9, rue Notre-Dame-de-Lorette, Paris.

Capsules de Santal Oder.

Salle et Cⁱᵉ, 4, rue Elzévir, Paris.

Pertussin.

Sauter, 49, rue Paradis, Paris.

Phytine.

Schaffner, 2, rue du Marché-des-Blancs-Manteaux, Paris.

Glycérophosphate Schaffner.
Iodoléine Schaffner.

Peptofer du Dʳ Jaillet.

Schmitt, 75, rue de la Boëtie, Paris.

Pilules Cronier.

Schmitt, 119, rue Nationale, Lille.

Peptone soluble du Dr Schmitt.

Schneider, 181, faubourg Saint-Martin, Paris.

Pastilles de mannite Biron-Devèze.

Sciorelli, 2, place des Vosges, Paris.

Pilules de Blaud.

Seguin, 165, rue Saint-Honoré, Paris.

Apiol de Joret et Homolle. | Vin de Seguin.

Sestier, 9, cours de la Liberté, Lyon.

Cryogénine Lumière.
Gelée antidiarrhéique Lumière.
Hémoplasme Lumière.

Hermophényl Lumière.
Persodine Lumière.
Sténofer.

Sevin, 18, rue des Arts, Levallois-Perret.

Desiles granulé. | Vin Désiles.

Sivan, 18, rue de Belzunce, Paris.

Pulvéol.

Société chimique des usines du Rhône, à Saint-Fons, près Lyon,

Kélène.

Société des composés de Vanadium, 5, rue Villeneuve, Paris.

Phosphovanadiol Hélouïs.
Vanadiol Hélouïs.
Vanadioseptol Hélouïs.

Vanadiosérum Hélouïs.
Vanadoforme Hélouïs.

Société des Eaux Minérales, 7, rue Choron, Paris

Bains de Sierck.
Dragées de Bondonneau.
Dragées de la Reine du fer.

Extrait de malt Phénix.
Nutrilactine.
Salubrine Phénix.

**Société des Eaux Minérales de Châtel-Guyon,
1, rue Rossini, Paris.**

Comprimés Châtel-Guyon Gubler.

**Société fédérale des pharmaciens de France,
11, rue Payenne, Paris.**

Lactagol.
Phosphogyne Feder.
Rénaline française.

Rénococaïne.
Salylhydrargyre Lajoux.
Vasogènes.

Société Le Ferment, à Paris.

Lactobacilline.

**Société générale parisienne d'antisepsie,
15, rue d'Argenteuil, Paris.**

Lusoforme.

Société du Lacto, 21, rue Crozatier, Paris.

Lacto.

Société du Lysol, 61, boulevard Haussmann, Paris.

Lysol.

Société de l'Oxylithe, 113, rue Cardinet, Paris.

Oxylithe.

Perborate de soude de l'Oxylithe.

**Société parisienne de Spécialités, 164, boulevard
Pereire, Paris.**

Hémolithol.

Souffron, 16, rue Miromesnil, Paris.

Bromure Souffron.

Iodures Souffron.

Soutoul, 14, rue de Hambourg, Paris.

Baume Méran.
Pastilines Rocbury.
Pastils Méran.

Phosphocéréalé Méran.
Sirop de terpine Méran.

Swann, 12, rue Castiglione, Paris.

Elixir   balsamo-diurétique
du Dr Adel.
Hypophosphites du Dr Chur-
chill.

Sirop balsamo-diurétique du
Dr Adel.

Tailleur, à Fontainebleau.

Hémagène Tailleur.

Tanret, 14, rue d'Alger, Paris.

Sirop d'ergotine Tanret.

Tardieu et Cie, 70, faubourg Saint-Martin, Paris.

Dragées d'hémaménine.
Farine Samson.
Forminol.
Hydrargol.
Iodor.

Laxyl effervescent.
Pharyngine.
Sanoforme.
Zomyo-Beef.

Tarin, 9, place des Petits-Pères, Paris.

Lin Tarin.

Tendron, 20, boulevard Montparnasse, Paris.

Pilules Tendron.

Terrial, 39, boulevard Haussmann, Paris.

Laxarine Terrial.

Teyssèdre, à Limoges.

Sirop de Teyssèdre.

Théry et Cie, 22, rue de l'Arbrisseau, à Lille.

Thermogène.

Thibault, 76, rue des Petits-Champs, Paris.

Pilules d'éuonymine Thibault.

Valérianate de cérium de Thibault.

Tissot, 34, boulevard de Clichy, Paris.

Charbon Tissot.
Gluto-bulles Jougla.
Glycovules Tissot.
Hamamelis Natton.
Maltésine Tissot.

Nervocithine Tissot.
Phosphoréol.
Pilules Crauck.
Pipérazol Tissot.

Trapenard, 61, rue de l'Arcade, Paris.

Pastilles Victoria.

Trappe de Notre-Dame des Dombes (Ain).

Musculine Guichon.

Trouette-Perret, 15, rue des Immeubles-Industriels, Paris.

Archésine Trouette-Perret.
Cataplasme Hamilton.
Cigarettes de respirator Maxim.
Coton iodé du Dr Méhu.
Dragées de fer Trouette.
Glycérophosphate de chaux créosoté.
Gouttes Livoniennes Trouette-Perret.
Kola-fer Trouette.
Lait Thermos.
Monol.
Nisameline Trouette-Perret.
Papaïne Trouette-Perret.
Pilules Tria.
Poudre de respirator Maxim.
Poudre de viande de Rousseau.
Poudre de viande Trouette-Perret.
Sirop tribromuré Lasniée.
Sirop triioduré Lasniée.
Solution d'antipyrine Trouette-Perret.
Teintures extractives glycérinées Trouette-Perret.
Vin du Dr Cabanès.

Tulivet, à Saint-Leu-Taverny (Seine-et-Oise).

Céréaline Tulivet. | Lécithine naphtolée Tulivet.

Vacheron, 4, avenue Valioud, Sainte-Foy, près Lyon.

Eupeptique Monavon,
Kola Monavon.
| Lécithine Vacheron.
| Sirop de Vacheron.

Vaucheret, 74, rue Rambuteau, Paris.

Strontium Paraf Javal.

Vernade, 64, boulevard Edgar-Quinet, Paris.

Eupnine Vernade.

Verne, 32, rue Saint-Paul, Paris.

Bromocarbol. | Pilules synergiques du Dr
| Manoury.

Verne, à Grenoble.

Boldo Verne.

Verrier et Guernier, 64, rue des Tournelles, Paris.

Tritonine.

Verrière, 8, rue Saint-Côme, Lyon.

Grains laxatifs de l'Ours blanc.

Vial, 1, rue Bourdaloue, Paris.

Apioline Chapoteaut.
Capsules de quinine Pelle-
  tier.
Cigarettes indiennes.
Colchiflor.
Cypridol du Dr Chappelle.
Élixir polybromuré Baudry.
Lécithine Vial.
Morrhuol Chapoteaut.

Morrhuol créosoté Chapo-
  teaut.
Perles de Chapoteaut.
Phosphate de fer Leras.
Santal Midy.
Sirop Grimault.
Vin de peptone Chapoteaut.
Zomol.

Vial, 36, place Bellecour, Lyon.

Vin de Vial.

Vicario, 17, boulevard Haussmann, Paris.

Analgésine effervescente Vi-
  cario.
Aspirine granulée Vicario.
Comprimés Bayer.
Héroïne Vicario.
Lycétol effervescent Vicario.

Menthonit Vicario.
Nasol Ferté.
Peptosantal Vicario.
Protargol liquide Vicario.
Tannigène granulé Vicario.

Viel, 4, rue de Toulouse, à Rennes.

Ampoules auto-injectables
  Viel.
Aseptol Viel.
Plasmine Viel.

Pneumococcine.
Sérum gélatiné Viel.
Terpinéol Macé.

Vigier, 12, boulevard Bonne-Nouvelle, Paris.

Antéine.
Boroborax.
Cacodylate Vigier.
Liqueur d'arenaria rubra de
  Vigier.
Mercuriaux Vigier.

Méthylarsinates Vigier.
Produits opothérapiques
  Vigier.
Savons antiseptiques Vi-
  gier.

Ville, à Saint-Hilaire-de-Harcouet (Manche),

Dragées de Ville. | Sirop de Ville.

Vivien, 126, rue Lafayette, Paris.

Figadol.

Winckler, 11 *bis*, rue Molière, à Montreuil (Seine).

Antigastralgique Winckler. | Pilules quotidiennes.
Liqueur Hor. |

Wurklin, 21, rue Michel-le-Comte, Paris.

Sulfurettes.

Yvon, 5, rue de la Feuillade, Paris.

Elixir polybromuré Yvon. | Ergotine Yvon.

QUATRIÈME PARTIE

—

RÉPERTOIRE DES SPÉCIALITÉS
AVEC INDICATION DU NOM DU FABRICANT (1)

A

(1) Le nom qui figure entre parenthèses après l'énoncé du titre d'une spécialité est celui de son fabricant.

Les spécialités dont le titre n'est suivi d'aucune parenthèse sont fabriquées par le spécialiste dont le nom est indiqué par le titre.

B

GARDETTE.— Formulaire des spécialités. 23

I

M

N

O

P

23.

T

Poitiers. — Imprimerie BLAIS et ROY, 7, rue Victor-Hugo.

Dictionnaire Dentaire, par J. Chateau, chef de clinique à l'École dentaire de Paris. 1903, 1 vol. in-18 de 280 pages, cartonné .... 3 fr.

Il y avait place pour un livre résumant les principales connaissances professionnelles, que l'étudiant puisse feuilleter à la veille d'un examen pour venir en aide à sa mémoire, que le praticien hésitant sur un diagnostic ou un traitement puisse consulter, pour y trouver rapidement le renseignement utile et précis.

Désireux d'atteindre ce double but, le Dr Chateau a passé en revue les maladies de la bouche et des dents qui se présentent journellement dans la pratique ; les localisations buccales et dentaires qui compliquent et aggravent les maladies générales, la tuberculose, la syphilis, etc. ; les anesthésiques usuels et les médicaments courants employés en médecine et en chirurgie dentaire.

Formulaire Dentaire, par le Dr N. Thomson, chirurgien-dentiste de la Faculté de médecine de Paris. 1895, 1 vol. in-18 de 288 pages, avec 61 figures, cartonné .... 3 fr.

Dans une première partie, M. Thomson passe en revue les maladies de la bouche : stomatites, tumeurs et néoplasmes, syphilis et tuberculose, luxations, fractures et maladies des mâchoires, maladies de la langue, des lèvres, du sinus. Viennent ensuite les maladies des dents : caries, périostites, exostoses, abcès alvéolaires, fluxions, pyorrhées alvéolaires, accidents des dents de sagesse.

Le chapitre suivant est consacré aux soins à donner à la bouche et aux moyens à employer pour combattre l'action des microbes.

Enfin, M. Thomson traite de l'anesthésie, soit générale (chloroforme, éther, protoxyde d'azote, bromure d'éthyle), soit locale (cocaïne, chlorure d'éthyle, injections glacées, etc.).

Formulaire du Massage, par le Dr Norstrom. 1895, 1 vol. in-18 de 268 pages, avec figures, cartonné .... 3 fr.

Le massage est de plus en plus employé en thérapeutique : on masse dans les maladies des articulations (entorses et luxations), dans les arthrites aiguës et chroniques, les raideurs articulaires et les hygromas ; dans les fractures et dans les affections du système musculaire.

Les céphalalgies, la crampe des écrivains, les contractures et atrophies musculaires sont traitées avec succès par le massage.

Le massage est encore employé dans les affections du système nerveux, de l'appareil circulatoire et du tube digestif.

Enfin le massage gynécologique est très employé dans les affections de l'utérus et de ses annexes.

Formulaire des Eaux minérales, de la Balnéothérapie et de l'Hydrothérapie, par le Dr de la Harpe, professeur à l'Université de Lausanne. Introduction par le Dr Dujardin-Beaumetz, de l'Académie de médecine. 3e *édition*, 1896, 1 vol. in-18 de 300 pages, cart .... 3 fr.

La première partie de ce formulaire comprend un résumé de balnéothérapie générale, suivi d'une description succincte des caractères et des indications de diverses classes d'eaux minérales, et de deux chapitres consacrés l'un au bain de mer, l'autre à l'hydrothérapie.

La deuxième partie contient des notices sur les principales stations balnéaires, dont les caractères et les indications sont énumérés dans un ordre systématique. La troisième partie est l'exposé des applications des eaux minérales dans les maladies les plus importantes.

3 fr. — FORMULAIRES — 3 fr.

Formulaire des Stations d'hiver, des stations d'été et de climatothérapie, par le Dr DE LA HARPE. 1896, 1 vol. in-18 de 303 pages, cartonné...................... 3 fr.

Dans la première partie, *Climatothérapie et Climatologie*, M. de la Harpe a résumé les notions essentielles de la climatologie et les applications générales du climat. La seconde partie comprend l'étude des diverses *stations d'hiver et d'été* : description sommaire de leur topographie et résumé de leur climatologie et de leurs indications. La troisième partie enfin traite des *applications thérapeutiques du climat*.

Formulaire des Médications nouvelles, par le Dr H. GILLET, ancien interne des hôpitaux de Paris, chef du service des maladies des enfants à la Polyclinique de Paris. 2e *édition*, 1906, 1 vol. in-18 de 264 p. avec figures, cart... 3 fr.

On trouvera dans ce nouveau Formulaire toutes les acquisitions nouvelles de la thérapeutique moderne qui n'ont pu encore entrer dans les traités classiques. C'est ainsi qu'on y trouvera des détails complets sur les médications anticoagulante, antitoxique, antiuricémique, épidurale, hypotensive, intensive, minéralisatrice, phosphorique, acide, la méthode des trois lavages, le collargol, la diète hydrique, l'entérokinase, la photothérapie, la rachicocaïnisation, la radiothérapie, le sérum antipesteux, le sérum antituberculeux, le sérum de Trunecek, la zomothérapie, etc.

Formulaire des Régimes alimentaires, par le Dr H. GILLET. 1896, 1 vol. in-18 de 316 pages, cart........... 3 fr.

Hygiène ou thérapeutique, les prescriptions diététiques coudoient dans les ordonnances médicales les prescriptions pharmaceutiques. Parfois même, les détails consacrés à l'établissement du régime l'emportent de beaucoup en longueur ou en importance sur les formules médicamenteuses. De ce chef, les différents régimes alimentaires méritent toute l'attention du médecin praticien.

La diététique remplit deux indications capitales.

Elle donne les moyens de réparer les pertes subies par l'organisme et indique les substances les mieux aptes à remplir ce but :

Elle fait rejeter de l'alimentation les substances nuisibles, dont la consommation ne servirait qu'à entretenir ou à créer l'état pathologique qu'on se propose justement de guérir ou de prévenir.

C'est donc presque toujours en partie double que se prescrivent les régimes : *ce qu'il faut faire, et ce qu'il ne faut pas faire*.

Formulaire des Spécialités pharmaceutiques, composition, indications thérapeutiques, mode d'emploi et dosage, par le Dr GAUTIER, ancien interne des hôpitaux, et F. RENAULT, pharmacien de 1re classe. 2e *édition*, 1900, 1 vol. in-18 de 298 pages, cart.................. 3 fr.

Ce Formulaire comprend trois parties. Dans la première sont étudiées, sous le nom des médicaments usuels, les spécialités répondant à chacun des médicaments avec la *composition*, les *indications thérapeutiques*, le *mode d'emploi* et les doses. Dans la deuxième partie, *Mémorial thérapeutique*, on énumère à propos de chaque maladie les différents médicaments et spécialités qui répondent à chaque médication. Dans la troisième partie, *Mémorial pharmaceutique*, se trouve la nomenclature des spécialités et de leurs fabricants.

Formulaire du Médecin de campagne, par le Dr GAU-
TIER. 1899, 1 vol. in-18, 288 pages, cart.............. 3 fr.

L'auteur a pensé être utile aux médecins praticiens en réunissant dans ce
Formulaire les procédés de traitement les plus simples qu'on puisse mettre en
œuvre au moyen des substances usuelles les plus communes. Les médecins
trouveront les moyens thérapeutiques applicables, dans les cas les plus
fréquents de la pratique courante, en tirant parti des plus minces ressources
qui se trouvent à leur portée.

Formulaire Hypodermique et Opothérapique, par
BOISSON et MOUSNIER. 1899, 1 vol. in-18 de 261 pages, avec
figures, cart.. 3 fr.

La première partie est consacrée à la technique hypodermique; la deuxième
partie est un formulaire des médicaments hypodermiques; la troisième, sous
le titre de *Mémorial hypodermique*, passe en revue les diverses maladies
justiciables de la pratique hypodermique. L'ouvrage se termine par un *Formulaire Opothérapique*. C'est une mise au point très exacte de cette nouvelle méthode thérapeutique, qui consiste à utiliser les sucs extraits des
glandes ou des parenchymes de provenance animale.

Formulaire d'Hydrothérapie, par le Dr MARTIN. 1900,
1 vol. in-18, 252 pages, avec figures, cart........... 3 fr.

Hydrothérapie froide, Hydrothérapie chaude, Hydrothérapie combinée,
Thérapeutique hydrothérapique. Considérations générales sur la cure hydrothérapique. Comment on formule les prescriptions hydrothérapiques. L'hydrothérapie dans les affections chirurgicales et en gynécologie, dans les maladies
internes, dans le traitement des maladies infectieuses aiguës.

Formulaire Électrothérapique, par le Dr L.-R. RÉGNIER,
chef du service électrothérapique de l'hôpital de la Charité.
1899, 1 vol. in-18 de 255 pages, avec 34 figures, cart. 3 fr.

Ce formulaire est divisé en deux parties.

La première partie, les *Courants électriques*, montre les appareils nécessaires au praticien pour l'électrodiagnostic et l'électrothérapie, les diverses
formes de courants qu'ils fournissent, l'action physiologique de ces courants
sur laquelle est basé leur emploi thérapeutique, les méthodes à employer soit
pour compléter le diagnostic, soit pour traiter le malade.

La deuxième partie rassemble tous les renseignements utiles au médecin
sur les divers usages de la lumière électrique pour le diagnostic.

Guide d'Électrothérapie gynécologique, par le
Dr WEILL. 1900, 1 vol. in-18, 292 pages et 34 fig., cart. 3 fr.

Ce formulaire se divise en DEUX PARTIES. Dans la *première*, l'auteur expose
les notions de physique indispensables aux médecins. Il montre que les moda-
lités électriques utilisées en thérapeutique sont le courant continu, les courants
faradiques, les courants galvano-faradiques, le courant alternatif sinusoïdal, le
courant ondulatoire sinusoïdal, les courants de haute fréquence de M. d'Ar-
sonval, les courants statiques, les courants statiques induits; il expose en quoi
consistent ces divers courants, comment on peut les obtenir, quels sont leurs
effets sur l'organisme, quelles en sont les indications.

Dans la *deuxième partie*, M. le Dr Albert Weill a repris toutes les maladies
des organes génitaux de la femme pour lesquelles on peut employer le traitement
électrique, soit comme méthode de choix, soit comme méthode d'attente avant
l'intervention, soit comme pis-aller après l'échec d'interventions plus simples.